PCR仪质量控制指南

U0193763

主　编　张　辰　帅万钧　饶　红
副主编　李　杰　高荣保　肖　哲
参　编（按姓氏笔画排序）马　飞　王　旖　王杨柳　王盛长　尹遵义
邓厚斌　石展鹰　龙　阳　龙成章　叶福钰　朱　娟　朱佳奇
刘　丹　刘　玮　刘　洁　刘　翌　刘红彦　刘念波　许　澍
孙灵利　孙俊峰　牟强善　纪金龙　李　征　李开年　李明明
杨　峰　杨　智　杨天鹤　杨润楠　吴明岳　何飞飞　余时帆
邹明松　忻之栋　宋　洋　宋天一　张　弓　张　峥　张　毅
张广征　张永兵　张绍福　张晓梅　张婷婷　陈　曦　范志永
林联君　卓　华　周　文　周成林　周李华　周选超　郑子伟
郑沁春　赵　慧　赵丹侠　郝栋栋　郝继博　侯雪新　祝天宇
耿芸仙　莫淑琴　殷银锁　郭铮蕾　梁晓会　董　亮　韩志鑫
韩海建　曾冰梅　虞道伟　蔡向东　蔡雪凤　蔡锡松　熊钰忠
薛　诚
主　审　杨杰斌

机 械 工 业 出 版 社

本书系统介绍了PCR仪质量控制相关技术。其主要内容包括PCR技术的基本原理、现状及发展趋势和应用领域，PCR仪的常见分类、系统组成、操作及注意事项、维护保养与维修，影响PCR扩增质量因素分析，PCR仪期间核查，PCR仪的计量特性和校准。本书内容全面，图文并茂，将PCR仪的选购、管理、使用、维护、计量校准、期间核查、PCR实验方法优化等内容进行了有机融合，并对工作中遇到的知识难点和常见问题进行了讲解，使读者一目了然。本书针对性、指导性和可操作性强，具有较高的实用价值。

本书可供实验室管理人员和一线操作人员使用，也可供相关领域的科研人员和相关专业的在校师生参考。

图书在版编目（CIP）数据

PCR 仪质量控制指南 / 张辰，帅万钧，饶红主编 . —北京：机械工业出版社，2021.5

ISBN 978-7-111-67791-8

Ⅰ. ① P… Ⅱ. ①张… ②帅… ③饶… Ⅲ. ①聚合酶链式反应 – 应用 – 医学检验 – 指南 Ⅳ. ① R446.19-62

中国版本图书馆 CIP 数据核字（2021）第 050452 号

机械工业出版社（北京市百万庄大街 22 号 邮政编码 100037）
策划编辑：陈保华 责任编辑：陈保华 王春雨
责任校对：王明欣 封面设计：马精明
责任印制：张 博
三河市宏达印刷有限公司印刷
2021 年 5 月第 1 版第 1 次印刷
184mm × 260mm · 11 印张 · 1 插页 · 261 千字
0 001—3 500 册
标准书号：ISBN 978-7-111-67791-8
定价：55.00 元

电话服务 网络服务
客服电话：010-88361066 机 工 官 网：www.cmpbook.com
010-88379833 机 工 官 博：weibo.com/cmp1952
010-68326294 金 书 网：www.golden-book.com
封底无防伪标均为盗版 机工教育服务网：www.cmpedu.com

《PCR 仪质量控制指南》编委会

主　任　张　辰　中国人民解放军军事科学院军事医学研究院
帅万钧　中国人民解放军总医院第四医学中心
饶　红　中国海关科学技术研究中心

副主任　李　杰　中国人民解放军联勤保障部队第九〇六医院
高荣保　中国疾病预防控制中心 病毒所
肖　哲　辽宁省计量科学研究院

委　员（按姓氏笔画排序）

马　飞　谱尼测试集团股份有限公司
王　旖　台州市计量技术研究院
王杨柳　北京云菱计量检测有限公司
王盛长　深圳市华测计量技术有限公司
尹遵义　山东省计量科学研究院
邓厚斌　海军军医大学第二附属医院
石展鹰　中国人民解放军联勤保障部队第九〇六医院
龙　阳　广州广电计量检测股份有限公司
龙成章　河南省计量科学研究院
叶福钰　甘肃省计量研究院
朱　娟　北京林电伟业计量科技有限公司
朱佳奇　上海市质量监督检验技术研究院
刘　丹　长春市计量检定测试技术研究院
刘　玮　重庆医科大学附属儿童医院
刘　洁　北京市朝阳区疾病预防控制中心
刘　翌　海关总署（北京）国际旅行卫生保健中心
刘红彦　河北省计量监督检测研究院
刘念波　德州市产品质量标准计量研究院
许　澍　云南省计量测试技术研究院
孙灵利　北京市朝阳区疾病预防控制中心
孙俊峰　吉林省计量科学研究院

牟强善　日照市中心医院
纪金龙　厦门市计量检定测试院
李　征　北京林电伟业计量科技有限公司
李开年　太原市标准计量质检院
李明明　江苏省计量科学研究院
杨　峰　山西省运城市综检中心
杨　智　沈阳计量测试院
杨天鹤　长春市计量检定测试技术研究院
杨润楠　中国人民武装警察部队河南省总队医院
吴明岳　吉林省计量科学研究院
何飞飞　南通市计量检定测试所
余时帆　浙江省计量科学研究院
邹明松　遵义市产品质量检验检测院
忻之栋　宁波海关技术中心
宋　洋　广西壮族自治区计量检测研究院
宋天一　中国人民解放军联勤保障部队第九六〇医院
张　弓　沈阳计量测试院
张　峥　战略支援部队特色医学中心
张　毅　空军军医大学第三附属医院
张广征　青岛斯坦德计量研究院有限公司
张永兵　鄂尔多斯市产品质量计量检测所
张绍福　海关总署（北京）国际旅行卫生保健中心
张晓梅　内蒙古自治区计量测试研究院
张婷婷　青海红十字医院
陈　曦　沈阳计量测试院
范志永　公安部第一研究所
林联君　浙江省医疗器械检验研究院
卓　华　新疆维吾尔自治区计量测试研究院
周　文　武汉市计量测试检定（研究）所
周成林　昌吉回族自治州计量检定所
周李华　中国测试技术研究院

周选超　贵州省计量测试院
郑子伟　成都市计量检定测试院
郑沁春　福建省立医院
赵　慧　航空总医院口腔诊疗中心
赵子海　新疆塔城地区质量与计量检测所
赵丹侠　台州市计量技术研究院
郝栋栋　山东中检校准技术有限公司
郝继博　北京量传计量技术服务有限公司
侯雪新　中国疾病预防控制中心传染病预防控制所
祝天宇　北京林电伟业计量科技有限公司
耿芸仙　云南省计量测试技术研究院
莫淑琴　海南省计量测试所
殷银锁　中国人民解放军北部战区总医院
郭铮蕾　中国海关科学技术研究中心
梁晓会　中国人民解放军军事科学院军事医学研究院
董　亮　辽宁省计量科学研究院
韩志鑫　中国测试技术研究院
韩海建　中国人民解放军总医院医疗保障中心
曾冰梅　海南科瑞计量技术服务中心
虞道伟　扬州市计量测试技术研究所
蔡向东　江苏准成测量工程研究院有限公司
蔡雪凤　北京市理化分析测试中心
蔡锡松　广东省计量科学研究院东莞计量院
熊钰忠　联勤保障部队第九〇八医院
薛　诚　北京林电伟业计量科技有限公司
主　审　杨杰斌　中国测试技术研究院

序 Preface

随着基因科技的高速发展，聚合酶链反应（PCR）技术在生物、医学、食品、环境等相关领域得到了广泛应用，被誉为革命性技术。PCR 实验数据结果对相关工作非常重要，而 PCR 仪有效的量值溯源和准确性验证，是确保 PCR 实验数据可靠和结果准确的基础。PCR 仪的控温准确性及运行过程中的设定程序的温度波动、孔差、升降温速率、样本示值误差及线性等应在校准或检测过程中得到确认，以保证仪器在实验过程中可靠有效。规范管理、正确操作、定期检测校准、质量控制与维护保养是保证设备安全运行、保障检测质量和结果准确可靠的关键。

本书包括 4 章，涵盖 PCR 技术基础、PCR 仪、影响 PCR 扩增质量因素分析和 PCR 仪的校准溯源等几个方面的内容。本书图文并茂，针对性强，有较强的科学性和指导性，对工作中遇到的知识难点和常见问题进行了探讨，使读者一目了然，具有很高的操作借鉴性和参考价值。

本书的编写工作是由多专业、多部门的相关技术专家共同参与完成的。本书汇集了丰富的管理经验、专业知识和技术操作方法，可为一线管理人员、操作人员提供帮助，具有较高的实用价值。本书对促进行业内学术交流，提高行业整体水平，将会起到较大的推动作用。

中国测试技术研究院副院长

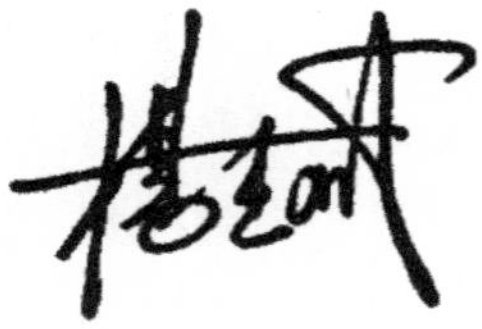

前言
Preface

聚合酶链反应（PCR）是一种被广泛用于放大扩增特定DNA片段的分子生物学技术，因其展现了前所未有的敏感性和特异性，故受到了人们的高度重视，可以说，这项技术彻底改变了DNA分析科学研究的现状。如今各种各样以PCR为基础的DNA序列扩增和控制方法得到了迅猛发展，已广泛应用于分子生物学基础研究的各个领域。作为分析PCR反应的基础——聚合酶链反应分析仪（简称PCR仪），也从最原始的恒温水浴加机械臂、定性PCR、实时荧光定量PCR系统，发展到现在的数字PCR系统。在新冠病毒核酸检测中，实时荧光定量PCR系统发挥了不可替代的重要作用。因此，做好PCR仪的质量控制工作，确保PCR仪性能持续良好，对分子生物学的研究，特别是确保防疫研究数据的准确可靠，从而确保国家公共卫生和广大人民群众生命安全方面，具有非常重要的意义。

本书开篇介绍了PCR技术的产生、现状以及未来发展趋势，由此对PCR仪从选购到报废的全寿命质量控制方法做了系统阐述。为了验证温度计量性能对PCR结果质量的影响，书中分别选择三类具有代表性的基因片段，用目前市场主流PCR仪进行了大量实验，进一步证明做好PCR仪质量控制工作是确保PCR实验数据准确、可靠的重要手段之一。本书将PCR仪的选购、管理、使用、维护、计量校准、期间核查、PCR实验方法优化等内容进行了有机融合，是一本综合性、指导性较强的专业书籍，适宜作为教育培训用书。

本书编写组成员由多专业、多领域的专家组成，这些专家长期从事食品与药品安全检测、海关防疫检测、病原微生物研究、医学计量工作，具有扎实的专业理论基础以及丰富的工作经验。本书由张辰、帅万钧、饶红担任主编，李杰、高荣保、肖哲担任副主编，杨杰斌担任主审，参编人员有：马飞、王旖、王杨柳、王盛长、尹遵义、邓厚斌、石展鹰、龙阳、龙成章、叶福钰、朱娟、朱佳奇、刘丹、刘玮、刘洁、刘翌、刘红彦、刘念波、许澍、孙灵利、孙俊峰、牟强善、纪金龙、李征、李开年、李明明、杨峰、杨智、杨天鹤、杨润楠、吴明岳、何飞飞、余时帆、邹明松、忻之栋、宋洋、宋天一、张弓、张峥、张毅、张广征、张永兵、张绍福、张晓梅、张婷婷、陈曦、范志永、林联君、卓华、周文、周成林、周李华、周选超、郑子伟、郑沁春、赵慧、赵丹侠、郝栋栋、郝继博、侯雪新、祝天宇、耿芸仙、莫淑琴、殷银锁、郭铮蕾、梁晓会、董亮、韩志鑫、韩海建、曾冰梅、虞道伟、蔡向东、蔡雪凤、蔡锡松、熊钰忠、薛诚。

在本书编写的过程中，得到了来自行业专家和以杭州博日为代表的仪器生产厂家的大力支持，特别是在PCR实验部分，得到了中国食品药品检定研究院、北京朝阳疾病预防控制中心、中国海关科学技术研究中心、北京林电伟业计量科技有限公司的积极配合，在此对各位专家及相关单位表示诚挚的感谢。由于编者知识水平有限，书中难免有不足之处，恳请读者和同行给予批评指正！

军事科学院军事医学研究院科研保障中心实验仪器室主任

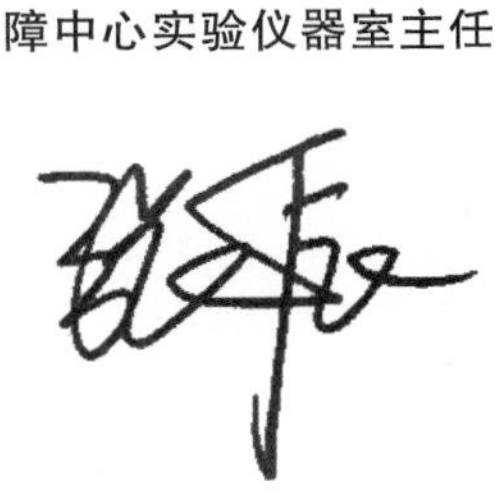

目录
Contents

第一章 Chapter

PCR 技术基础 1

第一节 PCR 技术基本原理

一、基本概念

聚合酶链反应（polymerase chain reaction，PCR）是一种被广泛用于放大扩增特定的脱氧核糖核酸（deoxyribo nucleic acid，DNA）片段的分子生物学技术，它可看作是生物体外的特殊 DNA 复制。PCR 的最大特点是能将微量的 DNA 大幅增加，实现对特定生物进行甄别或研究。因此，无论是古生物化石、历史人物的残骸，还是几十年前凶杀案中凶手所遗留的毛发、皮肤或血液，只要能分离出微量的 DNA，就能通过 PCR 技术加以扩增，进行比对，这也是“微量证据”的威力之所在。另外，PCR 技术也是分子生物学研究的基础手段之一。

（一）工作原理

PCR 是基于 DNA 半保留复制的一种体外基因扩增技术，由高温变性、低温退火及适温延伸等几步反应组成一个周期，双链 DNA 在多种酶的作用下可以变性解旋成单链，在 DNA 聚合酶的参与下，根据碱基互补配对原则复制成相同的两分子，循环进行，就可以完成特定基因的体外复制，使目的 DNA 得以迅速扩增（见图 1-1）。一般来讲，PCR 反应进行 20~40 个热循环，理论上目标 DNA 量将以 2^n（n 为设定的热循环次数）按指数增加，所以 PCR 技术在某种意义上来说是在体外进行 DNA 复制过程的模拟。下面是它的基本步骤，也是后续所有改良版与优化版 PCR 技术的基础。

1. 变性

将双链的模板 DNA 或是经过 PCR 扩增生成的 DNA 加热至 94℃左右，保温一定时间，待双链 DNA 受热变性之后变成两条单链。此时的单链 DNA 将与引物结合，随后降温，为后续步骤做准备。

2. 模板 DNA 与引物的退火（复性）

模板 DNA 经加热变性成单链后，温度降至 55℃左右，引物与模板 DNA 单链的互补序列配对结合。此过程中，退火温度的选择对退火效率有直接的影响，而退火温度往往与所用引物的长度和 GC 含量直接相关。

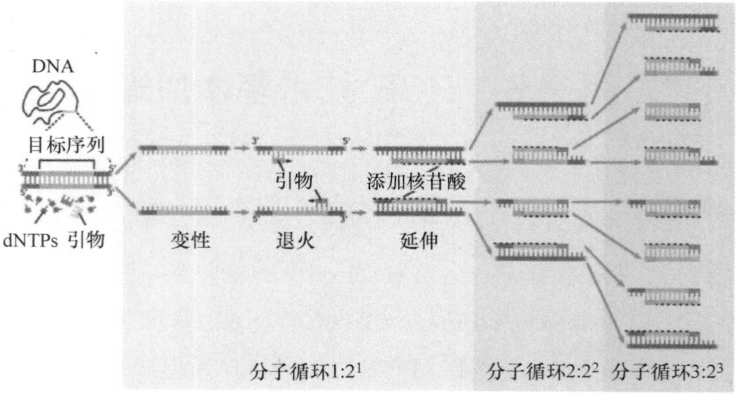

图 1-1　聚合酶链反应（PCR）原理

3. 引物的延伸

DNA 模板 - 引物结合物在 72℃、DNA 聚合酶（如 Taq DNA 聚合酶）的作用下，以脱氧核糖核苷三磷酸 dNTP（dATP、dTTP、dGTP 和 dCTP）为反应原料，靶序列为模板，按碱基互补配对与半保留复制原理，合成一条新的与模板 DNA 链互补的半保留复制链，重复循环变性 - 退火 - 延伸三步骤就可获得更多的“半保留复制链”，而且这种新链又可成为下次循环的模板。随着再次经过 DNA 热变性成单链、引物与模板结合退火和碱基延伸三步骤组成的一个循环后，模板 DNA 数量增加一倍，经过几十个循环反应后，模板 DNA 得以扩增成百万倍。

如上所述，每个 PCR 循环包括三个步骤：双链 DNA 热变性；引物对其互补的靶 DNA 序列进行退火；用耐热 DNA 聚合酶延伸引物。典型的 PCR 反应为 20~40 次循环。理论上，每一个周期都会使目标序列的分子数增加一倍。

（二）工作体系

PCR 反应五要素：引物（PCR 引物为 DNA 片段，细胞内 DNA 复制的引物为一段 RNA 链）、DNA 聚合酶、模板、dNTP 和缓冲液。

1. 引物

PCR 反应中有两条引物，即 5′ 端引物和 3′ 引物。设计引物时以一条 DNA 单链为基准（常以信息链为基准），5′ 端引物与位于待扩增片段 5′ 端上的一小段 DNA 序列相同，3′ 端引物与位于待扩增片段 3′ 端的一小段 DNA 序列互补。引物有多种设计方法，由 PCR 在实验中的目的决定，但基本原则相同：长度为（15~30）bp，常用为 20bp 左右；GC 含量以 40%~60% 为宜，引物内部不应出现互补序列，两个引物之间不应存在互补序列等。

2. DNA 聚合酶

PCR 所用的聚合酶主要有两种来源：Taq 和 Pfu，分别来自两种不同的嗜热菌。其中 Taq 扩增效率高但易发生错配；Pfu 扩增效率相对弱但有纠错功能，扩增目的序列产物与原模板有更高的一致性。实际使用时根据目的不同做不同的选择。

3. 模板

模板即扩增用的 DNA，可以是任何来源，但有两个原则：第一纯度必须较高，第二浓度不能太高以免抑制。

4. dNTP

dNTP，脱氧核糖核苷三磷酸（deoxy-ribonucleoside triphosphate）的缩写，是 dATP、dGTP、dTTP、dCTP 等的统称，N 是指含氮碱基，代表变量指代 A、T、G、C 等中的一种。

5. 缓冲液

缓冲液的成分最为复杂，除水外一般包括以下四种有效成分：

1）缓冲体系，一般使用 HEPES 或 MOPS 缓冲体系。

2）一价阳离子，一般采用钾离子，但在特殊情况下也可使用铵根离子。

3）二价阳离子，即镁离子，根据反应体系确定，除特殊情况外无须调整。

4）辅助成分，常见的有 DMSO、甘油等，主要用来保持酶的活性和帮助 DNA 解除缠绕结构。

（三）PCR 产物检测

PCR 反应扩增出了高的拷贝数，下一步检测就成了关键。荧光素（溴化乙啶，

EB）染色凝胶电泳是最常用的检测手段。电泳法检测特异性不是很高，因此引物两聚体等非特异性的杂交体很容易引起误判。但因为其简便易行，仍然成了主流检测方法。近年来，以荧光探针为代表的检测方法，有逐渐取代电泳法的趋势。

二、PCR 技术分类

随着酶学、光学和自动化技术的发展和改进，针对 PCR 的体系设置和检测手段的不同，PCR 技术实现了多样化发展，形成了多种类型的 PCR，包括多重 PCR、逆转录 PCR、实时荧光定量 PCR、数字 PCR、免疫 PCR 等。以下是几种较为常用的 PCR 类型的简要介绍。

（一）逆转录 PCR

逆转录 PCR（reverse-transcription PCR，RT-PCR），也叫反转录 PCR，是一种将逆转录和 PCR 进行整合的基因扩增技术。在 RT-PCR 中，一条 RNA 链被逆转录成为互补 DNA，再以此为模板通过 PCR 进行 DNA 扩增，进而获得目的基因或检测目的基因的表达（见图 1-2）。

（二）实时荧光定量 PCR

所谓实时荧光定量 PCR（real-time quantitative PCR，qPCR）技术，是指在 PCR 反应体系中加入荧光基团，利用荧光信号积累实时监测整个 PCR 进程，最后通过标准曲线对未知模板进行定量分析的方法，如图 1-3 所示。图 1-3a 为已知浓度（标准）超过 5 个数量级的模板的 6~10 倍稀释序列（例如基因组 DNA、PCR 扩增子、线性化质粒）的放大曲线；通过绘制从稀释序列的放大曲线导出的 C_q 值，相对于标准量的对数，确定每个稀释标准的 C_q 值，根据 C_q 绘制出一条标准曲线，用标准曲线对目标基因进行定量，如图 1-3b 所示。标准曲线的斜率衡量了 qPCR 法的扩增效率，当斜率为 −3.32 时，表明 100% 的扩增效率，即 PCR 产物的数量在每个扩增循环增加一倍。

qPCR 是目前使用最为广泛的基因检测和定量技术，qPCR 所使用的荧光物质可分为两种：荧光探针和荧光染料，其原理简述如下。

（1）TaqMan 荧光探针　PCR 扩增时，在加入一对引物的同时加入一个特异性的荧光探针，该探针为一寡核苷酸，两端分别标记一个报告荧光基团和一个猝灭荧光基团。探针完整时，报告基团发射的荧光信号被猝灭基团吸收；PCR 扩增时，Taq 酶的 5′ – 3′ 外切酶活性将探针酶切降解，使报告荧光基团和猝灭荧光基团分离，从而荧光监测系统可接收到荧光信号，即每扩增一条 DNA 链，就有一个荧光分子形成，实现了荧光信号的累积与 PCR 产物形成完全同步。

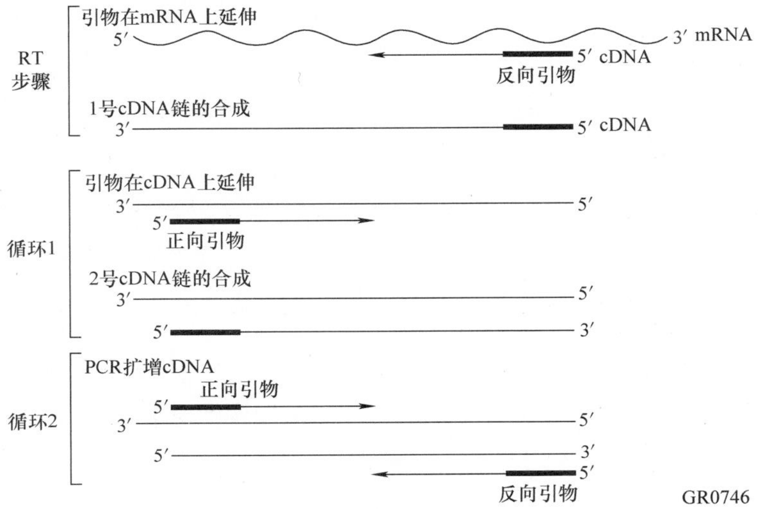

图 1-2　逆转录 PCR 原理

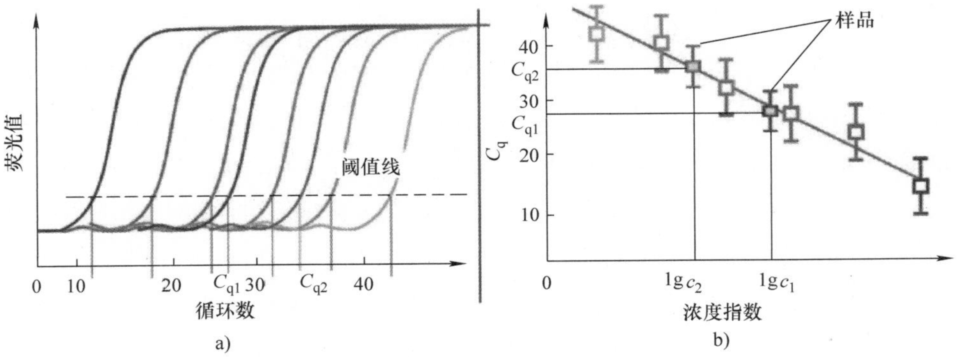

图 1-3　标准曲线进行实时荧光定量 PCR 分析

a）放大曲线　b）标准曲线

（2）SYBR 荧光染料　在 PCR 反应体系中，加入过量 SYBR 荧光染料，SYBR 荧光染料非特异性地掺入 DNA 双链后，发射荧光信号，而不掺入链中的 SYBR 染料分子不会发射任何荧光信号，从而保证荧光信号的增加与 PCR 产物的增加完全同步。SYBR 仅与双链 DNA 进行结合，因此可以通过熔解曲线，确定 PCR 反应是否特异。

（3）分子信标　分子信标是一种在5′和3′末端自身形成一个8个碱基左右的发夹结构的茎环双标记寡核苷酸探针，两端的核酸序列互补配对，导致荧光基团与猝灭基团紧紧靠近，不会产生荧光。PCR产物生成后，退火过程中，分子信标中间部分与特定DNA序列配对，荧光基因与猝灭基因分离产生荧光。

（三）多重PCR

多重PCR（multiplex PCR ）又称多重引物PCR或复合PCR，它是在同一PCR反应体系里加上两对以上引物，同时扩增出多个核酸片段的PCR反应。其反应原理、反应试剂和操作过程与普通PCR相同。多重PCR目前主要用于多种病原微生物的同时检测或鉴定某些病原微生物、某些遗传病及癌基因的分型鉴定。多重PCR技术也存在扩增效率不高、敏感性偏低等较明显的不足。

（四）数字PCR技术

数字PCR（digital PCR，dPCR）是近年来新发展的一种核酸分子绝对定量技术，于20世纪末由Vogelstein等提出。当前核酸分子的定量有三种方法：

1）基于核酸分子的吸光度来定量的光度法。

2）基于C_t值的qPCR法，C_t值是指可以检测到荧光值时对应的循环数。

3）最新的定量技术数字PCR，其基于单分子PCR方法来进行计数的核酸定量，是一种绝对定量的方法。

数字PCR技术主要采用当前分析化学热门研究领域的微流控或微滴化方法，将大量稀释后的核酸溶液分散至芯片的微反应器或微滴中，每个反应器的核酸模板数少于或者等于1个。这样经过PCR循环之后，有一个核酸分子模板的反应器就会给出荧光信号，没有模板的反应器就没有荧光信号。根据相对比例和反应器的体积，就可以推算出原始溶液的核酸浓度（见图1-4）。相对于qPCR，dPCR有更高的灵敏性，更适合基质复杂样品的检测，不需要标准品即可精确定量等特性，目前数字PCR已经在微生物、癌症等检测领域得到不同程度的应用。

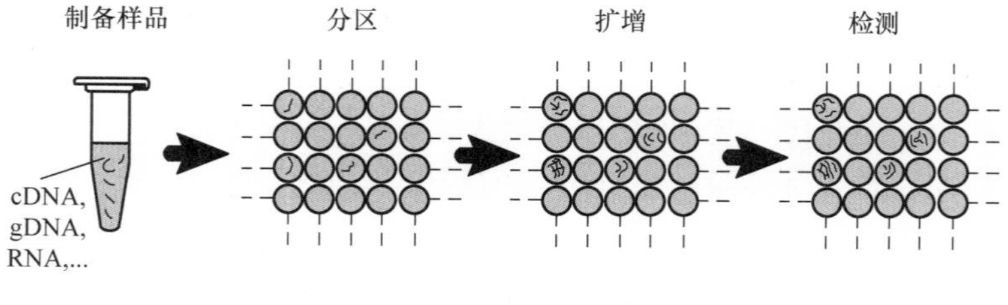

图1-4　数字PCR原理

采用数字 PCR 技术时，划分出多个独立的分区，以便每个分区都包含少量或没有目标序列，目标序列在分区中的分布近似泊松分布。每个分区充当一个单独的 PCR 微反应器，包含放大目标序列的分区通过荧光检测，通过正间隔（荧光的存在）与总数的比率确定样品中目标基因的浓度。

（五）巢式 PCR

巢式 PCR 是一种变异的聚合酶链反应，由两次相继进行的聚合酶链反应组成的一种 PCR 技术，其中第二次 PCR 是在第一次 PCR 反应产物序列范围内进行扩增的，借以提高 PCR 的成功率和分析的特异性。巢式 PCR 的优点在于，如果第一次扩增产生了错误片段，则第二次能在错误片段上进行引物配对并扩增的概率极低。

1. 巢式 PCR

巢式 PCR 通过两轮 PCR 反应，使用两套引物扩增特异性的 DNA 片段。第二对引物的功能是保证特异性的扩增位于首轮 PCR 产物内的一段 DNA 片段。

2. 巢式 PCR 的步骤

第一步：目标的 DNA 模板第一对引物结合。第一对引物也可能结合到其他具有相似结合位点的片段上并扩增多种产物，但只有一种产物是目的片段。

第二步：使用第二套引物对第一轮 PCR 扩增的产物进行第二轮 PCR 扩增。

由于第二套引物位于第一轮 PCR 产物内部，而非目的片段包含两套引物结合位点的可能性极小，因此第二套引物不可能扩增非目的片段。这种巢式 PCR 扩增确保第二轮 PCR 产物几乎或者完全没有因引物配对特异性不强而造成的非特异性扩增的污染。

（六）免疫 PCR

免疫 PCR 由 Sano 等首创，是指用 DNA 分子作为标记物，在做一般的免疫反应的同时进行 PCR 扩增和电泳分析的免疫实验。此法把 PCR 的扩增能力与抗原抗体反应的特异性结合在一起，从而极大地提高了检测抗原的灵敏度（与 ELISA 平行对照时，其敏感性可高出 10 万倍），而且因其所用的 DNA 分子是任意的可以选定一个固定的分子，合成一对引物就可以了，从而避免了每换一种检测对象，就要设计一对引物的弊病。在免疫 PCR 中，多用生物素作为连接分子。生物素具有两个独立的结合位点，一个可与 DNA 分子结合，另一个能与抗原 - 抗体复合物上的亲和素结合，由此将 DNA 分子和抗原 - 抗体复合物专一性地连接在一起，形成抗原 - 抗体 - 亲和素 - 生物素 -DNA 复合物，然后加入 PCR 扩增体系标记的 DNA 便可。

除了上述的几种 PCR 技术外，还有许多衍生出来的 PCR 相关技术，例如单细胞 PCR、等位基因特异性 PCR、装配 PCR、不对称 PCR、对流 PCR、甲基化特异性 PCR 等，这些技术实现了 PCR 在不同领域的应用。

第二节　PCR 技术的发展历程及现状

一、PCR 技术产生背景

DNA 聚合酶的发现可以说在一定程度上催生了 PCR 技术的发明。DNA 聚合酶 I 最早于 1955 年发现，但是直到 20 世纪 70 年代，Klenow 等人才发现比较具有实用价值且易于得到的大肠杆菌的 Klenow 片段。直到后来限制性内切酶的发现，人们渐渐意识到可以按照意愿，克隆表达某一特定基因。因此，在 20 世纪 70 年代初，掀起了一场以表达特定功能的蛋白质为目标的基因工程技术的风暴，许多公司参与其中，于 20 世纪 70 年代初成立的位于美国加利福尼亚的 Cetus 公司，就是其中一家这样的生物技术公司。

由于该公司在以基因工程技术为背景进行生物药物的开发中，需要大量的寡核苷酸探针，于是 1972 年毕业于加利福尼亚大学伯克利分校的 Kary B.Mullis 博士于 1979 年应聘到该公司，担任寡核苷酸合成部门的负责人。然而到了 20 世纪 80 年代初，由于核酸合成仪的发明，逐渐由机器取代了人工合成寡核苷酸的工作。这个时候，Mullis 博士及其所在部门的工作转变为核酸测序，即证明所合成的寡核苷酸或克隆出来的核酸序列的正确性。

当时进行核酸测序的方式是之前曾经获得过诺贝尔奖的 Sanger 发明的双脱氧测序法。这种方法需要将待测序的单链 DNA 模板与合成的寡核苷酸片段退火后，分成四管进行反应。每一管中含有四种核苷酸合成原料和分别有一种为放射性核素标记的双脱氧核苷酸（ddNTP）。在聚合酶的催化作用下，引物延伸，如遇到相应的 ddNTP 结合上去，延伸反应会立即终止。电泳之后，经过放射自显影即可通过相应的 ddNTP 推测模板单链 DNA 的序列。图 1-5 所示为 Sanger 双脱氧测序或链终止酶 PCR DNA 链延伸终止原理。

1983 年春天的一个周末，Mullis 博士驾车行驶在加利福尼亚的山间公路上，突然产生一个想法。他想到，如果在 Sanger 测序法的基础上再设计一条与 DNA 模板另一条链互补的引物，同时对 DNA 的两条链进行测序，这样就可以达到对测序结果相互验证的目的。但是以当时的条件很难做到，因为在核酸的模板制备时，由于振荡混匀、离心等操作，在所制备的模板溶液中常常有脱落的游离 dNTP 存在。于是他想如果在 ddNTP 加入之前加入引物和聚合酶进行延伸，这样不就将游离的 dNTP 消耗掉了吗？但是这样一来，Mullis 突然意识到，如果这样操作，原来的 DNA 数量就增加了一倍，再来一次的话，又会再增加一倍，这样的循环往复后，DNA 的数量将会以指数上升，而这就是 PCR 最初的概念。

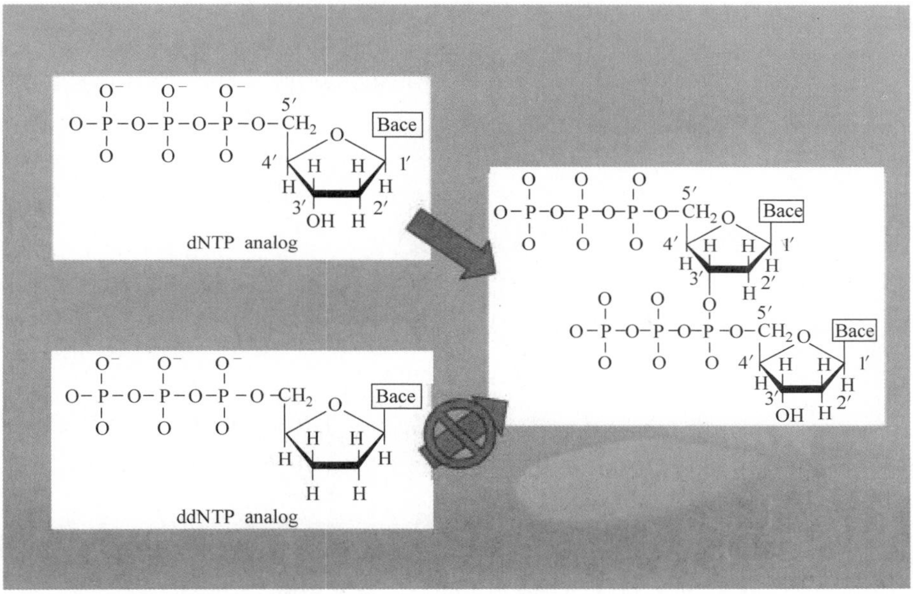

图 1-5　Sanger 双脱氧测序或链终止酶 PCR DNA 链延伸终止原理

二、PCR 技术历史沿革

Kary B. Mullis 博士于 1983 年发明 PCR 技术，并于 1993 年获得诺贝尔化学奖。这样一门技术，使得后来从事生命科学研究的科研人员得到了一个非常有力的科研工具。自此，生物学被划分为两个时代：PCR 前时代和 PCR 后时代。之所以这样说，是因为 PCR 技术并不是为了解决某一特定的难题而诞生的，自从 PCR 技术发明之后，各种各样需要用 PCR 技术解决的难题才一个接着一个的出现。

1983 年 PCR 技术发明时，由于每次的 PCR 反应操作过程中都需要反复加热变性与降温复性的过程，然而前一次扩增循环使用的大肠杆菌 DNA 聚合酶在一次高温的扩增循环之后就变性了，因此在每一次的冷热循环之后，都需要加入新的 DNA 聚合酶，即大肠杆菌 DNA 聚合酶 I 的 Klenow 片段。然而 Klenow 片段也存在相应的缺点：① Klenow 片段不耐高温，90℃会变性失活；②延伸反应是在 37℃进行的，模板与引物之间容易发生碱基错配，特异性较差，合成的 DNA 片段不均一。也正因为上述的原因，最开始的 PCR 操作十分烦琐且价格昂贵，所以当时 PCR 并没有引起生物医学界足够的重视，也并没有太高的商业价值。

1985 年的春天，Mullis 首次提出应该使用能够耐受 PCR 反应过程中 DNA 变性时候的高温，并且不会导致自身酶活性丧失的热稳定聚合酶的想法，当时全世界只有两个实验室在从事嗜热菌的研究，其中一家就在美国，后来他们在美国的这个研究所中分离到了来自黄石公园温泉的嗜热菌株。

虽然已经获得了相关菌株，但是当时市场上并没有现成的商品试剂出售，想要使用只能够自己进行分离纯化。但是当时 Mullis 所属的 Cetus 公司蛋白质化学部门的相关研究人员都在忙于自己的工作，并没有人可以帮助 Mullis，他自己也不愿意做，所以公司只能够让其他人员进行该项工作，这些工作人员仅仅使用了三周就分离纯化出了 Taq DNA 聚合酶。将其应用至 PCR 反应中，效果好得惊人，可以说是“一战成功”。由于 Taq DNA 聚合酶具有耐高温，扩增特异性、扩增效率及敏感度高等特性，大大简化了 PCR 的工作，并且使得 PCR 应用最大的瓶颈问题得到解决，加之 PCR 仪的成功研制，这个时候 PCR 展现了巨大的商业价值。

自此之后，PCR 已经发展成为日益强大和用途广泛的技术，1989 年 12 月的《科学》杂志将 PCR 所使用的耐热 DNA 聚合酶命名为第一个“年度分子”。有了 PCR 技术后，即使是极少量嵌入的或是遮蔽的遗传物质也能够被大量地扩增，成为一般实验室都能够得到和用于鉴定和分析的生物科研材料。

解决了 PCR 技术最大的难题之后，人们逐渐希望通过 PCR 技术便能实现检测的定性与定量。最初的 PCR 反应后将扩增的产物进行电泳，之后将电泳分离的产物进行放射自显影技术进行观察。之后，又利用双链 DNA 结合溴化乙啶后可以在紫外光下发出荧光的现象，使得电泳之后直接可以观察条带的长度并判断结果。

然而，仅仅观察到片段的长度仍缺乏特异性，故又出现了电泳后将条带转移至硝酸纤维薄膜上，再用特异性得到探针进行膜上杂交检测，该方法被称为 DNA 印迹实验（southern blotting test）。除此之外，也能够通过对 PCR 产物用特定的限制性内切酶进行酶切分析，即限制性片段长度多态性分析（RFLP），用以保证检测的特异性。这些方法都属于针对 PCR 产物进行定性的范畴。

虽然能够十分简便地对 PCR 的产物进行定性分析，但是定量仍是一个难以解决的问题。直至 20 世纪 90 年代中期出现了实时荧光定量 PCR，才使得 PCR 的定量分析变得简便易行。由于仪器能够对整个扩增循环进行实时的监测，不需要额外再进行产物检测的过程，因而不但操作简便，而且扩增产物污染的可能性也大大地降低，实时荧光定量 PCR 的测定范围和检测灵敏度也明显优于以前的检测方法。

三、PCR 技术发展现状

在 1958 年，科学家就已经分离出 DNA 聚合酶，但由于未分离得到耐热的 DNA 聚合酶等一系列原因致使 PCR 技术没能发展起来。直到 1985 年，Saiki 等人利用 Klenow DNA 聚合酶发明了 PCR 技术。随着新的 DNA 聚合酶的发现、合成标记技术的发展、光学及数字化技术的发展，PCR 技术被不断优化、发展和革新，完成了从定性到定量再到数字化定量三代革命式的发展。我们通常将通过凝胶电泳对 PCR 扩增产物进行定性检测的传统 PCR 技术称为第一代 PCR 技术；以荧光化学物质为探针测定 PCR 循环扩增产物总量，实现定量测定的实时荧光定量 PCR 技术称为第二代 PCR 技术；数字 PCR 检测技术称为第三代 PCR 技术，是近年来新发展的一种核酸分子绝对定量检测技术。相比第一代 PCR 技术，第二代 PCR 技术极大地减小了交叉污染造成假阳性结果的风险，同时简化了 PCR 检测过程；而相比第二代 PCR 技术，第三代 PCR 技术可直接检测出模板 DNA 的拷贝数，实现样本基因分子的精确定量，成为癌症等疾病的早期诊断或临床评估强有力的潜在应用技术，数字 PCR 技术提出至今，相关技术和产业化发展都非常迅速。根据 PCR 的发展历程，我们不难看出，PCR 技术革命式的发展主要体现在 PCR 扩增产物检测方法的发展和革新，而这些检测方法相关技术和设备的标准化或质控标准的建立将必定对检测结果的准确性有着直接的影响。三代 PCR 技术的比较如图 1-6 所示。

如图 1-6 所示，在常规 PCR 中，在反应结束时（终点 PCR）用凝胶电泳分析扩增产物，荧光染色后检测扩增产物。qPCR 和 dPCR 使用相同的扩增试剂和荧光标记系统。在 qPCR 中，在 PCR 反应的每个循环即实时测量扩增 DNA 的数量，目标序列的绝对量是用标准品生成的标准曲线比较获得的。在 dPCR 中，首先将样本分成多个子卷（在独立腔室或液滴中），以便每个分区包含少量或没有目标序列，然后利用泊松统计量计算目标序列的浓度。

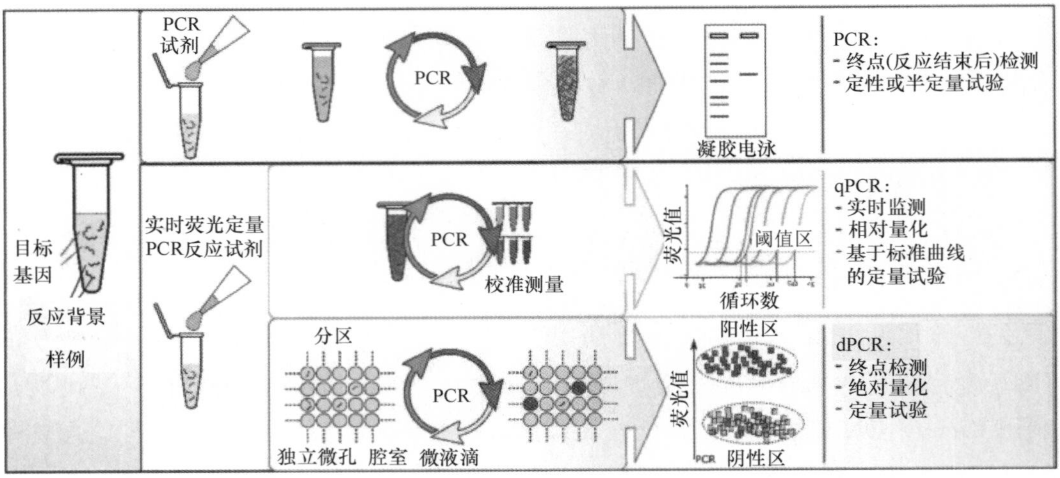

图 1-6 PCR 技术的比较

第三节 PCR 技术的应用领域

自 PCR 技术被 Saiki 等首次描述以后，因其展现了前所未有的敏感性和特异性，受到了人们的高度重视，可以说彻底改变了科学研究现状。如今各种各样以 PCR 为基础的 DNA 序列的扩增和控制方法得到了迅猛发展，几乎已应用于基础研究的各个领域。以下将重点介绍 PCR 技术在医学检验、病毒检测、检验检疫等领域的应用。

一、PCR 技术在医学检验领域的应用

PCR 技术已经在临床检验领域得到了广泛应用，如肿瘤检测、产前诊断等。人类许多常见的肿瘤疾病与某些肿瘤相关基因的遗传学改变有着密切的关系，所以可以通过 PCR 或将 PCR 与其他技术结合使用来检测缺失、倒位、插入或点突变，对疾病进行辅助诊断或者早期评估。PCR 在通过遗传指纹识别物种、品种或个体方面也是非常有效的，它只是简单地放大特定物种、品种或个体的核苷酸序列，特别是在真核生物中，这些序列非常多，提供了一个巨大的调色板，允许以非常精确和可选择的方式进行鉴定。近年来，在司法调查的背景下，DNA 指纹已变得越来越普遍。但是这些技术在其他物种上与人类同样有效，不仅可以识别个人，还可以识别变种或物种。同样，出于品种鉴定的目的，通常可以根据 PCR 产生的方案进行。在进行

遗传病的产前诊断时，利用胎儿羊膜细胞、羊水甚至母亲血液便可以检查出胎儿的性别，这在与性染色体关联遗传病诊断中是很有必要的。对于一些高发的遗传病，例如地中海贫血、镰刀型贫血病、凝血因子缺乏、DMD 等，PCR 技术已在临床中应用多年，为优生优育做出了巨大的贡献。

二、PCR 技术在病毒检测领域的应用

PCR 检测技术在传染病检测领域尤其在病毒性传染病的快速确认中发挥了不可替代的作用，如 2009 年甲型 H1N1 流感病毒、2013 年 H7N9 禽流感病毒、2019 年新型冠状病毒等近年来发生的重大病毒性传染病疫情，从病例的确认、排查到疾病的监测，甚至防控策略的制定等，PCR 检测技术均发挥了举足轻重的作用。

感染病原 PCR 诊断本质上是一方面基于选择能够选择性扩增病毒或微生物 DNA 序列的引物，另一方面基于核酸必须从微生物存在的组织中提取。病毒或微生物（细菌、寄生虫等）的感染，其遗传物质在一定时间内（部分病原体甚至持久）存在于受感染的生物体中。而病毒是一种细胞内寄生的病原体，所以根据不同病毒的感染特性，通过适当的采样，感染病例体内的病原体或病原体的遗传物质极高概率会被采集到，再通过核酸提取和 PCR 对病原体的遗传物质 DNA 或 RNA 进行体外扩增检测，从而确认是否被某种病毒感染。

三、PCR 技术在检验检疫领域的应用

加入 WTO 后，随着我国的对外开放以及国际贸易的不断扩大，各类病原体通过口岸进入境内的风险逐渐加大，我国出入境检验检疫部门面临着空前的挑战。口岸检疫部门检测动植物疫病方法多种多样，包括观察法、组织化学法、免疫学检测法以及 PCR 方法等，其中 PCR 方法因其具有灵敏度高、特异性强、分析速度快、简便快捷等特性，已成为动植物疫病检测的主流技术。

在出入境检验检疫工作中，PCR 技术的应用，既可保证样品检测的准确性和可靠性，又可节省大量的人力、物力和财力，有巨大的社会经济效益，极具推广应用价值。目前国内相关检验检疫部门已正式应用实时荧光定量 PCR 检验方法检测禽流感病毒、新城疫病毒、口蹄疫病毒、猪蓝耳病毒等动物病毒，以及猪链球菌、炭疽、大肠杆菌 O157 等动物细菌，为有效控制传染性动物疫情在国际的传播起到显著的作用。

第四节　PCR 技术的发展趋势

PCR 技术作为一项“革命性的技术”，不仅推动了遗传与分子生物学的发展，而且在其他领域科学家的努力下，其不断与该领域的核心技术相结合，极大地推动了此领域的发展。传统 PCR 技术以及衍生出来的新型 PCR 技术自面世以来，随着技术方法的不断改进与完善，已被广泛应用到生命科学的各个领域。PCR 技术在分子生物学、临床医学、考古学等众多领域取得了巨大成就，不只局限于研究领域，而且还从实用角度证明了 PCR 技术是一项伟大的技术。

近年来，随着人类对癌症研究的不断深入，大量证据表明，癌症是一种基因（染色体）异常变化引起的疾病，普遍认可的异常情况包括癌基因及抑癌基因的突变、插入或缺失等。不过，癌细胞通常与大量正常细胞同时存在，所以如何从大量正常细胞的 DNA 中检测到少量的异常基因成为癌症研究领域关注的焦点问题之一。而目前定量 PCR 技术的发展趋势显示了如下特点：定量水平从粗略定量、半定量到精确定量、绝对定量；定量过程中参照物的选择从单纯外参照非竞争性定量到多种参照定量；检测手段从扩增样本终点一次检测到扩增过程中动态连续检测进行定量；检测方法由手工检测、半自动检测发展到成套设备检测，且检测效率及自动化程度越来越高。因此，PCR 技术在癌症领域的应用有着很大的潜在发展空间。

此外，随着科技的发展，技术总是在不停地更新迭代，日益增加的技术需求和日趋复杂的应用场景催生了一代又一代新技术新产品的诞生，PCR 技术作为一个强有力的工具，已经渗透到了生物科研领域的方方面面，已被广泛应用于生物学、基础医学、疾病诊断、食品、水质环保和药物开发等领域。相信随着生物技术手段的不断发展，以后的 PCR 技术将会更好地服务于各个相关领域。

不过，我们不得不承认目前的 PCR 技术应用领域依然存在一些问题，如定量标准化、仪器质量控制标准等。《自然》杂志子刊《药物》于 2013 年发表了一篇论文，倡导建立定量 PCR 的国际标准，要求评价 qPCR 实验和发表文章时需提供的实验信息的最低限度标准（即 MIQE）。PCR 定量技术也在不断改进、完善，仪器设备和试剂费用也在大幅降低。PCR 定量技术如何在不影响其特异性和灵敏度的情况下，提高 PCR 的重复性、易操作性和普适性将是其未来的发展方向。而 MIQE 指南的提出，提高了定量 PCR 的重复性、易操作性，出版更透明、更全面的技术细节更是大势所趋。

第二章 Chapter

PCR 仪 2

第一节 PCR 仪常见分类

PCR（polymerase chain reaction）仪也叫基因扩增仪、核酸扩增仪、热循环仪等，它是利用 PCR 技术对特定核酸片段做试管内的大量合成，为 DNA 聚合酶进行专一性的连锁复制提供反应温度和条件的仪器，可用于基因分离、克隆和核酸序列分析等基础研究以及疾病的诊断等领域。根据基因扩增目的和检测标准可以将基因扩增仪分为五种：普通基础 PCR 仪，梯度 PCR 仪，原位 PCR 仪，实时荧光定量 PCR 仪，数字 PCR 仪。

一、普通基础 PCR 仪

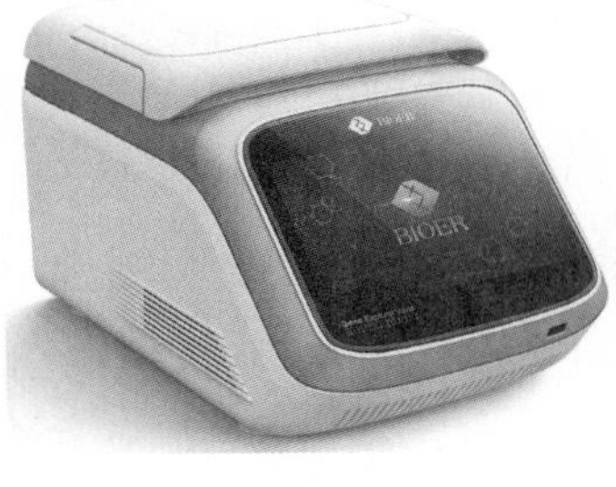

图 2-1 普通基础 PCR 仪

把一次 PCR 扩增只能运行一个特定退火温度的 PCR 仪，称为普通基础 PCR 仪（见图 2-1），也叫传统的 PCR 仪。它是由主机、加热模块、PCR 管、热盖、控制软件组成。根据 DNA 片段高温解链、降温配对聚合原理，通过循环改变加热模块的温度，微量不易分辨的 DNA 片段扩增成大量的 DNA 片段，进而对其分析鉴定。根据需要可结合电泳仪、水平电泳槽使用。如果要做不同的退火温度，则需要多次运行。该仪器主要是做简单的对目的基因退火温度的扩增。

该仪器主要应用于分子生物学、医学临床检验、食品检测、司法鉴定、生物技术、环境科学、微生物学、遗传学、基因芯片、基因检测、基因克隆、基因表达等研究工作（见图 2-1）。

二、梯度 PCR 仪

把一次性 PCR 扩增可以设置一系列不同的退火温度条件（温度梯度），通常有 12 级温度梯度，这样的仪器叫梯度 PCR 仪（见图 2-2）。

工作模式和原理同普通基础 PCR 仪一样，它除了有普通基础 PCR 仪的功能外还多了一个梯度退火功能。DNA 片段的扩增对温度的控制精度要求特别高，不同的 DNA 片段的退火温度不一样，通过计算 DNA 片段中的 GC 碱基的含量只能初步判断出最优退火温度在 ±5℃范围内，如果用普通基础 PCR 仪进行研究，需重复扩增很多次，然后做电泳进行分析来确定最优退火温度。而梯度 PCR 仪则只需要一次就可以完成，在节省了时间的同时提高了实验的可靠性和准确性。该仪器主要用于研究未知 DNA 退火温度的扩增，这样在节约成本的同时也节约了时间和经费。在不设置梯度的情况下，梯度 PCR 仪也可以用于普通 PCR 扩增。

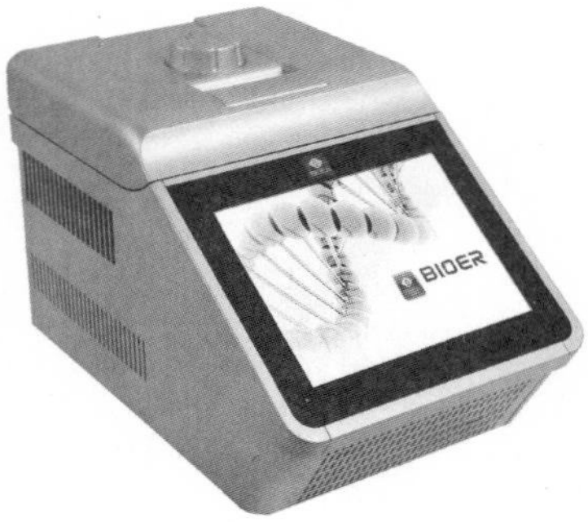

图 2-2　梯度 PCR 仪

该仪器主要应用于科研机构、医学临床研究机构、高等院校、病毒分析机构，疾控中心等。

三、原位 PCR 仪

原位 PCR 仪（见图 2-3）是在组织细胞里进行 PCR 的一种基因扩增仪。它结合了具有细胞定位能力的原位杂交和高度特异敏感的 PCR 技术的优点，可以对细胞或组织内的 DNA 片段进行原位扩增分析——即定位分析，如病源基因在细胞的位置或目的基因在细胞内的作用位置等。它是由主机、加热模块、载玻片、热盖、控制软件组成，原位 PCR 反应是在载玻片的平面上进行，保持水平可以使反应各组分均匀地分布到组织切片上，原位 PCR 仪不但可以使载玻片保持水平，而且还可以给载玻片进行均匀加热，保证

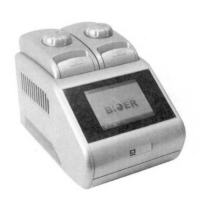

图 2-3　原位 PCR 仪

扩增反应的顺利进行，主要应用于医学临床研究，如癌细胞扩增等。

普通的 PCR 仪虽然能扩增包括福尔马林固定、石蜡包埋组织的各种标本的 DNA，但扩增的 DNA 或 RNA 产物不能在组织细胞中定位，这是该技术的一个不足之处。原位杂交虽具有良好的定位能力，但由于其敏感性问题，尤其是在石蜡切片中，尚不能检测出低含量的 DNA 或 RNA 序列。而原位 PCR 可使扩增的特定 DNA 片段在分离细胞和组织切片中定位，从而弥补了普通 PCR 和原位杂交的不足。

原位 PCR 技术成功地将 PCR 技术和原位杂交技术结合起来，保持了两项技术的优势，又弥补了各自的不足。原位 PCR 技术的待检标本一般先经化学固定，以保持组织细胞的良好形态结构。细胞膜和核膜均具有一定的通透性，当进行 PCR 扩增时，各种成分，如引物、DNA 聚合酶、核苷酸等均可进入细胞内或细胞核内，以固定在细胞内或细胞核内的 RNA 或 DNA 为模板，于原位进行扩增。扩增的产物一般分子较大，或互相交织，不易穿过细胞膜或在膜内外弥散，从而被保留在原位。这样原有的细胞内单拷贝或低拷贝的特定 DNA 或 RNA 序列在原位以指数级扩增，扩增的产物很容易被原位杂交技术检查。

四、实时荧光定量 PCR 仪

在 PCR 反应体系中加入荧光基团，利用荧光信号累积实时监测整个 PCR 进程，最后通过标准曲线对未知模板进行定量分析的方法，称为实时荧光定量 PCR 技术（real-time quantitative PCR，qPCR）。

在普通基础 PCR 仪的基础上增加一个荧光信号采集系统和计算机分析处理系统，就成了荧光定量 PCR 仪。与普通基础 PCR 仪和梯度 PCR 仪相比，无须做电泳分析，实验一步检测完成。荧光检测系统主要包括激发光源和检测器。其 PCR 扩增原理和普通基础 PCR 仪扩增原理相同，只是 PCR 扩增时加入的引物是利用同位素、荧光素等进行标记，使用引物和荧光探针同时与模板特异性结合扩增。扩增的结果通过荧光信号采集系统实时采集信号输入到计算机分析处理系统，得出量化的实时结果输出。把这种 PCR 仪叫作实时荧光定量 PCR 仪（见图 2-4）。实时荧光定量 PCR 仪有单通道、双

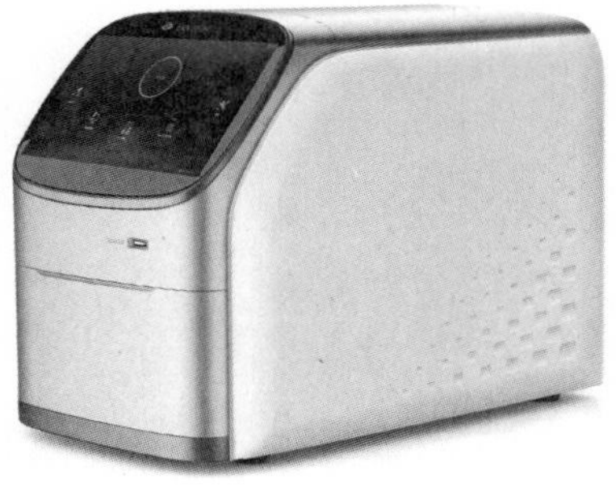

图 2-4　实时荧光定量 PCR 仪

通道和多通道。当只用一种荧光探针标记的时候，选用单通道；有多荧光标记的时候用多通道。单通道也可以检测多荧光标记的目的基因表达产物，因为一次只能检测一种目的基因的扩增量，需多次扩增才能检测完不同的目的基因片段的量。多色多通道检测是当今的主流趋势——仪器的激发通道越多，仪器适用的荧光素种类越多，仪器适用范围就越宽。多通道指可同时检测一个样品中的多种荧光，仪器可以同时检测单管内多模板样品，通道越多，仪器适用范围越宽，性能就更强大，价格也更为昂贵。

该仪器主要应用于医学临床检测、生物医药研发、食品行业、科研院校等机构，如动物疾病检测：禽流感、新城疫、口蹄疫、猪瘟、沙门氏菌、大肠杆菌、胸膜肺炎放线杆菌、寄生虫病、炭疽芽孢杆菌；食品安全：食源微生物、食品过敏源、转基因、乳品企业阪崎肠杆菌等检测；科学研究：医学、农牧、生物相关分子生物学定量研究等。

1. 实时荧光定量 PCR 仪的优势

荧光定量 PCR 仪比普通基础 PCR 仪多了荧光信号采集系统和计算机分析处理系统。实时荧光定量 PCR 仪主要是用来定量分析和确定基因转录水平的，而普通的 PCR 仪是做定性分析和扩增基因片段，实时荧光定量 PCR 仪可以做普通基础 PCR 仪的工作，但是成本太高。

样品到达阈值水平所经历的循环数称为 C_t 值（限制点的循环数）。阈值应设定在使对数期的扩增效率为最大，这样可以获得最准确、可重复性的数据。如果同时扩增的还有标有相应浓度的标准品，线性回归分析将产生一条标准曲线，可以用来计算未知样品的浓度。

2. 实时荧光定量 PCR 仪的特点

（1）特异性强　引物和探针的“双保险”作用，可避免检测的假阳性。

（2）灵敏度高　分析 PCR 产物的对数期，自动化仪器收集荧光信号，避免了许多人为因素干扰。

（3）避免污染　全封闭反应，无须 PCR 后处理。

（4）实现定量　运用标准品获得标准曲线，结合 C_t 值进行准确定量。

（5）高效低耗　可实现一管多检。

（6）操作简便　在线式实时监测扩增结果，不必接触有害物质。

（7）快速　反应时间 <1.5h。

五、数字 PCR 仪

有别于相对定量的实时荧光 PCR，基于绝对定量方式的数字 PCR 摆脱了对 C_t 值和标准曲线的依赖，其原理是将一个 PCR 体系利用有限稀释的方法分割成多个更小的单元，使每个单元最多含有一个目标模板，并对 PCR 后的各分区以终点荧光的“有”或“无”作为判断标准，将传统 PCR 的指数倍信号转换成线性的数字信号，再利用统计学方法来分析 PCR 产物。最早的数字 PCR 反应单元少、实验操作烦琐、精度低，随着微机电制造技术和微全分析系统技术的进步，数字 PCR 也得到了长足的发展。

根据分液方式的不同，数字 PCR 又可分为微孔板数字 PCR、微腔式数字 PCR、微滴式数字 PCR 等。早期，分配分子模板是在 96/384 孔微孔板中进行，复杂的样品采用手动稀释加样方法，带来巨大加样误差。由于数字 PCR 技术的准确程度取决于反应单元的总数，即反应单元数目越多，越有利于数字 PCR 的准确度，因此，96/384 孔微孔板也无法满足反应需要。2006 年，Ottesen 等利用多层软刻蚀技术制作出了微腔式数字 PCR 芯片，芯片分为上方的流动层和下方的控制层，当在控制层施加液压或气压时，两层间的膜向上偏转，产生微机械阀，将流动层的微反应室封闭起来。每个微流控面板包含 1176 个独立的 6.25nL 反应室。微腔式数字芯片式数字 PCR 提高了反应单元数目，同时可以自动取样，但其中的集成流路微流控芯片由于流路复杂，且微阀微泵结构制作困难，受到加工技术和成本的限制，流动式结构要在真空环境中操作，且样品利用率低，很难应用到商业 PCR 设备中。微滴式数字 PCR 技术主要是利用微流控技术生成油包水乳化微滴颗粒，以每个油包水小颗粒作为反应器，进行 PCR 扩增及荧光检测大大增加了反应器的数量，操作也较为简单，解决了微孔、微腔式数字 PCR 操作复杂、成本高的问题，具有灵敏度高等优点，一经商业化就得到广泛的使用。目前市场占有率较高的产品是 2013 年伯乐推出的 QX200 微滴式数字 PCR 仪，液滴数量为 20000 每样本。

数字 PCR 具有高精度、高灵敏度和高重复性，可实现微小差异的基因表达分析，已成为肿瘤的液态活检、病原微生物检测、转基因成分测定、宿主残留 DNA 分析等的热门技术，尤其适用于依靠 C_t 值不能很好分辨的应用领域，如突变检测、基因编辑、测序文库质控、单细胞基因表达分析等。

第二节　PCR 仪系统组成

一、PCR 仪系统结构

PCR 技术的三个主要步骤分别是变性、退火和延伸，每一个步骤都需要在不同的反应温度下进行：

（1）95℃左右下的变性　DNA 由双链解旋成单链，为后续的反应做准备。

（2）55℃ ~60℃范围内的退火　引物与模板 DNA 单链的互补序列配对结合。

（3）72℃下引物的延伸　DNA 模板 - 引物结合物在 72℃、DNA 聚合酶（如 Taq DNA 聚合酶）的作用下，以 dNTP 为反应原料，靶序列为模板，按碱基互补配对与半保留复制原理，合成一条新的与模板 DNA 链互补的半保留复制链。

每步的孵育时间也不同。重复循环的这些步骤，就要求 PCR 仪有一个性能优异的温度控制模块，能够精确地控制温度，在较短的时间内进行升温和降温，并在一定的温度下保持一定的时间。当温度升高至 95℃左右时，反应液接近沸腾，极易蒸发，样品管上方的热盖可以保持在 100℃ ~105℃的恒定温度，防止反应液蒸发或在管盖凝集。

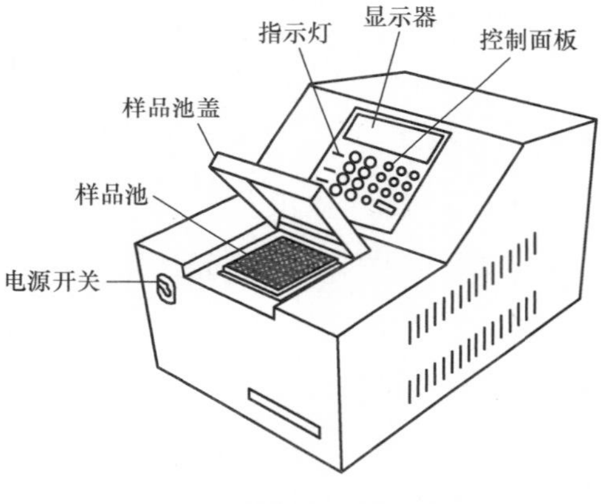

图 2-5　早期 PCR 仪的结构

基于上述原理，普通基础 PCR 仪主要由温控模块、PCR 管样品基座、热盖和控制软件组成。图 2-5 所示为早期 PCR 仪的结构。随着技术的不断发展，PCR 仪在结构上也做了很多改进和简化，使得仪器更简单、小巧，控制更方便。

普通基础 PCR 仪作为分子生物学实验中最常用的仪器之一，已经发展得非常成熟。温控模块对温度控制的准确度可达到 ±0.2℃，升降温速率最快可达 5℃ /s，孔间的温度均匀性在 10s 内可控制在 ±0.4℃。大多数普通基础 PCR 仪均可以提供精确控温、快速升降温、温度场均一，使得 PCR 反应能够在最优的条件下进行。温度梯度是温控模块的另一个重要功能，根据梯度产生原理的不同，大多数普通基础 PCR 仪都可以支持 2~8 个温度梯度，少数还支持 2-D 的温度梯度，即行和列都可以设置温度梯度。因此可以在一次实验中对不同的样品设置不同的退火温度，从而可在短时间内对 PCR 实验条件进行优化，提高 PCR 科研效率。还有一部分不支持温度梯度，但这部分产品的价格相对较低，给了用户更多的选择。图 2-6 所示为按键式 PCR 仪和触摸屏式 PCR 仪。

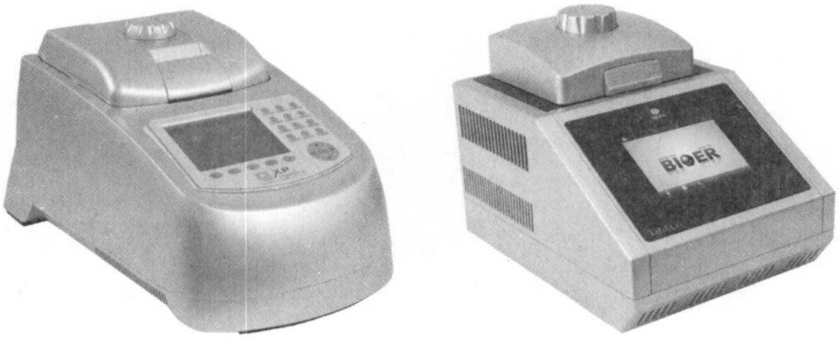

按键式 PCR 仪　　　触摸屏式 PCR 仪

图 2-6　按键式 PCR 仪和触摸屏式 PCR 仪

作为生物实验室的常用仪器，普通基础 PCR 仪几乎被应用于每一个实验中，大多为一体式，小巧轻便，不占用太多空间，功能简单，操作容易，而分体式则具有更多的灵活性。图 2-7 所示为具有代表性的分体式梯度 PCR 仪，它分为反应模块（见图 2-7a）和控制模块（见图 2-7b）两部分。反应模块包含了温控模块、热盖以及其他辅助部件，控制模块主要由芯片和主板、触摸屏、散热口等组成。控制模块可配备不同的反应模块，如 48 孔、96 孔、384 孔；匹配不同的反应板和反应管，适合更宽范围的样品体积，以满足更多的实验需求。

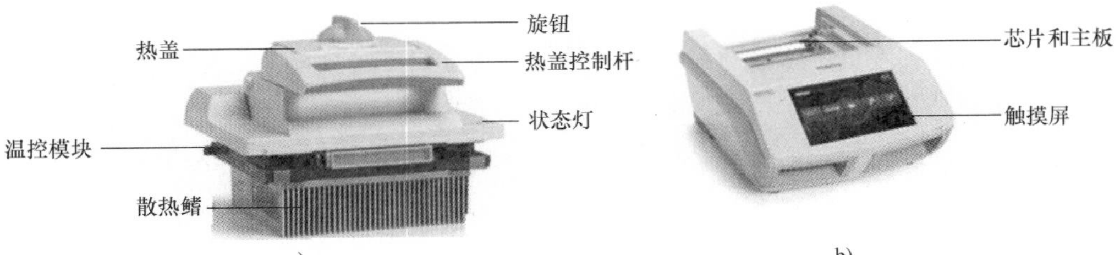

a)　　　b)

图 2-7　分体式梯度 PCR 仪

a）反应模块　b）控制模块

实时荧光定量 PCR 仪是在普通基础 PCR 仪的基础上增加一个荧光信号采集系统和计算机分析处理系统。PCR 系统主要用来进行 PCR 反应的控制，荧光检测系统主要作用是对 PCR 过程中的荧光信号进行实时的检测和记录，计算机分析处理系统则是数据采集后的记录和分析。

荧光检测系统主要包括激发光源和检测器。激发光源有卤钨灯光源、氩离子激光器、LED 光源。卤钨灯光源和氩离子激光器可通过配备多色滤光片来实现不同波长的激发，而单色 LED 价格低、能耗少、寿命长，不过因为是单色，需要不同的 LED 才能更好地实现不同激发波长。同时，不同波长使用不同的 LED 灯来激发可很大程度上避免信号的交叉，使得多重实验的结果更加准确可靠。

检测系统有超低温 CCD 成像系统和光电倍增管（PMT），前者可以一次对多点成像，后者灵敏度高但一次只能扫描一个样品，需要通过逐个扫描来实现多样品检测，对于大量样品来说需要较长的时间。多色多通道检测是当今的主流趋势，多通道指可同时检测一个样品中的多种荧光，仪器的激发通道越多，仪器适用的荧光素种类越多，就可以同时检测单管内多模板或者内标和样品，仪器适用范围就越宽，性能就更强大。

计算机分析处理系统主要负责从检测系统采集数据，形成实时图形，并进行数据处理和图形分析，得到 C_t 值和其他检测报告信息等。一款好的软件，可以让程序的设计和数据的分析变得非常简单。

定量 PCR 必须借助样本和标准品之间的对比来实现定量，对于定量 PCR 系统来说，重要的参数除了传统 PCR 的温控精确性、升降温速度外，更重要的还在于样品孔之间的均匀性，以避免微小的差别被指数级放大。

PCR 技术通过对样品的随机分布以及后续的统计学分析而迈入“数字化”时代。数字 PCR（digital PCR，dPCR），它是一种核酸分子绝对定量技术。相较于 qPCR，数字 PCR 可以实现不依赖标准曲线和参照基因直接数出 DNA 分子的拷贝数，是对起始样品真正的绝对定量。因此特别适用于依靠 C_t 值不能很好分辨的应用领域，如拷贝数变异分析、疾病相关分析标记物检测、微生物检测、突变检测、基因相对表达研究（如等位基因不平衡表达）、二代测序结果验证、miRNA 表达分析、单细胞基因表达分析等。

数字 PCR 仪的核心原理是将含有靶标核酸的荧光 PCR 反应体系随机分隔成若干个独立的微小 PCR 反应单元，靶标核酸在这些微反应单元中随机分布。在 PCR 扩增至终点后，含有靶标核酸的微反应单元发生扩增，荧光信号增强呈阳性；不含靶标核酸的微反应单元呈现较低的荧光信号呈阴性。通过对阴性或阳性反应单元频率的分析，即可获得靶标核酸的数量。

目前，将 PCR 反应体系进行分隔的方式主要有微滴法和芯片法。微滴法以 Bio-Rad 的微滴式数字 PCR 仪为代表，芯片法则以 Thermo Fisher Scientific（赛默飞世尔中国）和德国 QIAGEN（凯杰）为代表。

Bio-Rad 的微滴式数字 PCR 仪主要由微滴发生器、热封膜仪、微滴阅读仪和分析软件组成，另外需要配备一台普通的 PCR 扩增仪。微滴发生器将含有核酸分子的反应体系形成成千上万个纳升级的微滴，核酸分子在各微滴中随机分装，每个微滴或不含有待测核酸靶分子，或含有至少一个待检靶分子，且每个微滴都是一个独立的 PCR 反应器。经 PCR 扩增后，采用微滴阅读仪逐个对每个微滴进行检测，有荧光信号的微滴判读为 1，没有荧光信号的微滴判读为 0，从而将荧光信号数字化（因此该技术被称为“数字 PCR”），最终根据泊松分布原理以及阳性微滴的比例，分析软件可计算给出待检靶分子的浓度或拷贝数。该过程中荧光信号的产生原理与定量 PCR 相同，可采用具有序列特异性的 TaqMan 探针，也可以采用成本更低的新型核酸嵌入式染料 EvaGreen，可以和 qPCR 无缝衔接。

以 Thermo 为代表的芯片式数字 PCR 仪由芯片式微滴生成仪、PCR 扩增仪、芯片阅读仪和分析软件组成。纳流芯片的使用提供了便捷和直观的机制来同时平行运行上千个 PCR 反应。每个孔都加入了样品、扩增混合物和 TaqMan 测定试剂的混合物，使用专用 PCR 仪进行扩增，最后使用芯片阅读仪通过 CCD 成像的方式对芯片上的每个孔进行单独分析，以检测存在（阳性）或不存在（阴性）终点信号。考虑到孔可能接收到多个靶标序列分子，分析软件使用泊松模型作为校正因子进行数据分析。

二、PCR 仪硬件模块

在上一节中介绍了不同类型 PCR 仪的结构组成。定量 PCR 是在普通 PCR 的基础上增加了荧光检测模块，数字 PCR 作为定量 PCR 的升级，又增加了芯片或微滴生成的模块，用于将 PCR 体系进行分隔。下面将对各个模块进行详细介绍。

1. 温控模块

半导体制冷是一种直接利用电热转化达到制冷目的的固体制冷技术，半导体制冷基于珀尔帖原理，当两种不同的导体 A 和 B 组成的电路通有直流电时，在一个接头处释放热量，而另一个接头处则吸收热量，且珀尔帖效应所引起的这种现象是可逆的，改变电流方向时，放热和吸热的接头也随之改变，吸收和放出的热量与电流成正比，且与两种导体的性质及热端的温度有关。半导体制冷片在应用技术上具有不需要任何制冷剂、可连续工作、没有污染源、工作时没有振动和噪声、寿命长、安装简便等优点。

常规的 PCR 仪多数采用珀尔帖热电半导体作为热源，通过控制流过半导体制冷片的电流大小和方向来实现加热和制冷。在热源和反应样品管之间常采用铝块反应基座，利用铝块的强导热性，提高温度响应的速度。同时，由于铝块传热快，铝块上温度分布较均匀，使各管扩增结果保持良好的一致性。常见的铝块式 PCR 仪的结构如图 2-8 所示。PCR 的热源接入温度控制电路，采用微控制器对通过温度控制电路的电流进行控制，可以改变热源加热或吸热的效率，进而控制铝质基座温度，然后通过铝质基座温度对试剂温度进行控制。

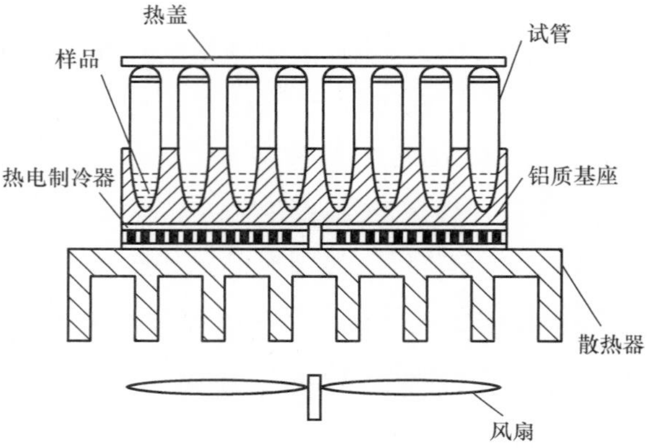

图 2-8　铝块式 PCR 仪的结构

导热介质也可用银块、水浴等。银块虽然导热性优于铝块，但因为成本高、易氧化等缺点，实际使用较少。根据 DNA 扩增时升温介质的不同，可以将 PCR 仪分为变温铝块式 PCR 仪、水浴式 PCR 仪和变温式流式 PCR 仪。

变温铝块式 PCR 仪：热源用电阻丝、导电热膜、热泵式珀尔帖半导体元件制作，让带有凹孔的铝块升温，用自来水、制冷压缩机或半导体降温。优点：传热快，各管的扩增一致性好；反应管规格一致时无须外涂液状石蜡；可用微机调节温度转换；仪器制冷部件可以在完成扩增后降温至 4℃，保存样品过夜。缺点：管内反应液温度比铝块显示温度滞后；须使用特制且与铝块凹孔形状紧密吻合的薄壁耐热反应管；变温时难以快速补偿铝块的热容量；压缩机制冷起动慢、重量大、滞后时间长。

水浴式 PCR 仪：仪器本身有 3 个不同温度的水浴，用机械装置将带有反应管的架子移位和升降温度，使温度循环。优点：水为传热介质，温度易恒定，比热容大；反应管形状无特殊要求，温度转换较快扩增效果稳定；具有较高的运行效率，扩增产物特异性好。缺点：高温水浴不稳定，水面需用液体石蜡覆盖；改变水浴温度所需时间较长，不易实施复杂程序（如套式 PCR）的操作，仪器体积较大；室温影响温度下限。

变温式流式 PCR 仪：依据空气流的动力学原理，以冷热气流为介质升降温度。优点：变温迅速，扩增效果好，适合于微量、快速 PCR；反应器不受形状限制，管外无须涂液体石蜡；测定管内液体温度作为控温依据，显示温度真实可靠；易于用计算机设定复杂的变温程序；易于制成重量较轻的便携式仪器，适合外出作业。缺点：以室温为温度下限，低温难控制，对空气流的动力学要求较高，需精心设计才能使各管温度均匀。

PCR 反应要求反应温度在变性、退火、延伸 3 个温度区内快速、精确、稳定地变化，因此一个稳定的温控系统是成功实现 PCR 所必需的。其中温度控制的动、稳态特性是影响 PCR 扩增结果好坏的最重要因素之一，这包括温控的响应速度、精度和稳定性等。一个好的温度控制系统应该在温控的动态响应速度、超调与振荡特性、精度等方面达到优化，满足 PCR 温度变化精确性和快速性的统一。温控模块主要包括硬件子系统、软件子系统、控制算法等，其中控制算法是整个控制系统的核心。

硬件子系统包括采集卡信息处理模块、温度信息读取模块、信号放大模块和反馈驱动模块（见图 2-9）。早先的 PCR 仪主要采用单片机作为主控芯片。随着电子技术的迅速发展，嵌入式处理器的性能不断提高、功能不断增强、价格不断下降，使用越来越多。

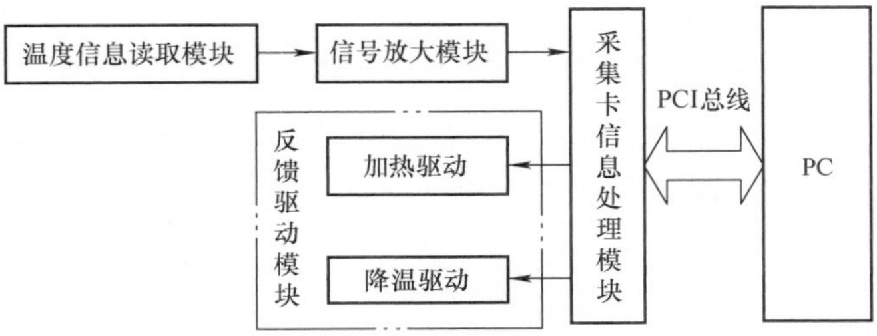

图 2-9 PCR 温控硬件子系统

软件子系统（见图 2-10）可以分为 5 个软件子程序，即输入输出子程序、温度换算子程序、PID 核心控制子程序、模糊逻辑子程序以及预设温度子程序。传统的 PID 控制由于积分饱和、参数整定等困难无法满足 PCR 温度快速变化的要求，因此人们又提出了增量型 PID、积分分离法、模糊逻辑 PID 控制等改进方法，使得控制品质得到了改善。优异的温控系统可以保证 PCR 仪的精确控温、快速升降温、温度场均一等。

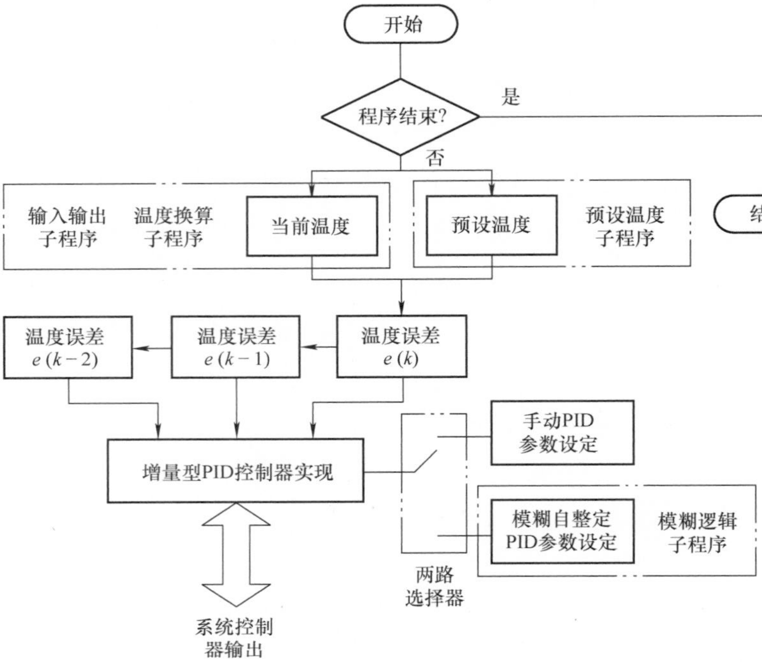

图 2-10 PCR 温控软件子系统

相较于普通基础 PCR 仪，温度梯度 PCR 仪对温控系统的精确度、准确性和均匀性有更高的要求。温度梯度 PCR 仪最先由 Eppendorf 公司在 1998 年研发成功推向市场，此后 Biometra、MJR、Bio-Rad、Thermo 等公司相继推出各种型号的温度梯度 PCR 仪，所采用的技术相差无几。温度梯度，顾名思义就是可以把一次 PCR 扩增实验设置成一系列不同的退火温度条件（温度梯度）的实验。设置梯度的主要原因是因为被扩增的 DNA 片段不同，其最适退火温度不同，通过设置一系列的梯度退火温度进行扩增，通过一次性 PCR 反应就可以筛选出表达量最高的最适退火温度，从而优化实验，进行有效的扩增。

通常温度梯度 PCR 仪的热反应模块由分别控温的 2 组或 3 组珀尔帖元件组成，研究者可以设置跨样品基座的退火温度范围，在 2 组或 3 组珀尔帖元件上设置不同的温度，通过热传导在样品基座上形成温度梯度。图 2-11 所示为两种不同的温度梯度 PCR 仪加热模块，图 2-11a 为 2 块模块，图 2-11b 为 6 块三组模块。根据珀尔帖模块的数量和控制算法的不同，不同温度梯度 PCR 仪的温度梯度可以设置为 3 个温度、6 个温度、8 个温度和 12 个温度。

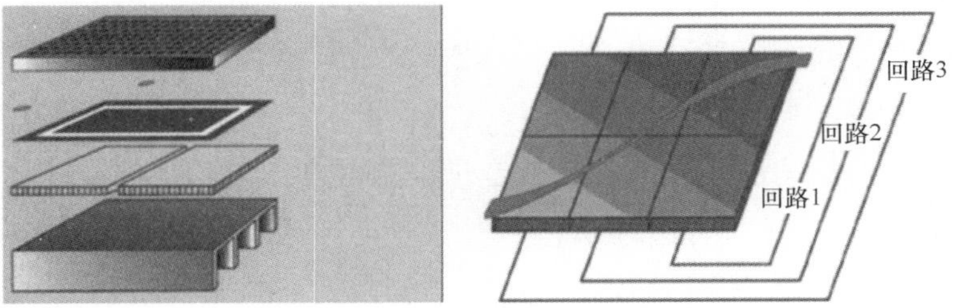

a) b)

图 2-11 两种不同的温度梯度 PCR 仪加热模块

a）2 块模块 b）6 块三组模块

由于 PCR 仪是精确控制温度的仪器，PCR 反应要求样品基座有好的温度均匀性，而样品基座的温度均匀性与持续时间高度相关，时间越长，温度均匀性越好，温度梯度越难以形成。因此，温度均匀性要求与温度梯度形成互相矛盾。对于普通温度梯度 PCR 仪来说，样品基座上由于热传导的速率和边缘效应，本身会形成孔间温度差异。例如，两组珀尔帖设定温度分别为 55℃和 56℃，孔间温度差异为 ±0.5℃，这样，在同一组珀尔帖上两孔之间的最大温差为 1℃。由于样品基座温度均匀性为 ±0.5℃，所以设置温度梯度间隔在 1℃以内意义不大，超过 2.5℃则温度跨度太大，最好在 1.5℃ ~2.5℃范围内。为了降低和减少这种孔间温度差异，温度控制尤其重要。

为了保证所有反应孔中扩增反应的一致性，Bio-Rad 公司开发了动态升降温技术。图 2-12 所示为普通温度梯度（见图 2-12a）和动态温度梯度（见图 2-12b）的比较。在设置温度梯度时，不同行均到达设置温度后，同时开始实验，以确保实验起始点及总时间一致。

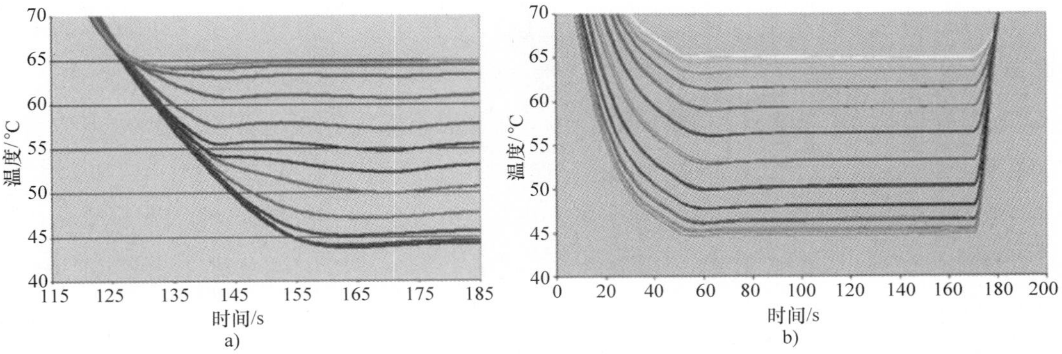

图 2-12 温度梯度比较

a）普通温度梯度 b）动态温度梯度

罗氏独特的 Therma-Base™ 半导体热循环技术（见图 2-13），配合导热性能出色的银质多孔板座，热量通过蒸发和冷凝床底提高加热和散热的速度，解决了传统半导体技术的边缘效应。Therma-Base™ 是一个内壁布满灯芯状毛细管结构的腔体，以有效增大接触表面积。通过一系列实时冷凝和蒸发效应，高效传递热量，从而实现整板优秀的温度均匀性，具有良好的定量准确性和重复性，在实现高分辨率熔解曲线分析（HRM）方面具有很大的优势。

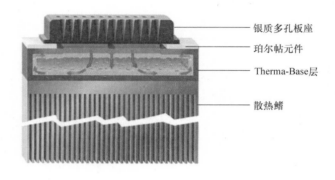

图 2-13　具有 Therma-Base™ 结构的热循环模块

2. PCR 管样品基座

PCR 管样品基座是在加热制冷模块之上，具有导热功能的用于放置反应样品的基座，多采用铝制，导热性好，化学性质稳定。银制基座相对于铝制基座导热性更好，但价格更贵、化学性质也不够稳定。为了使银制基座化学性质稳定，研究者在银制基座表面镀金，形成镀金银制基座，但成本更高，相对的 PCR 仪价格也会更贵。图 2-14 所示为几种不同的样品基座。轻量化蜂巢式样品基座（见图 2-14a），加热和冷却的速度比标准模块更快，从而提高了热均匀性并最大程度地减少了边缘效应。在反应孔的数量上，不同的 PCR 仪也有不同，96 孔最为普遍（见图 2-14b），同时也有 60 孔、双 48 孔和 384 孔等不同规格。有些 PCR 仪的样品管基座有大小不同的孔，可以放置不同容量的 PCR 反应管，如小孔放置 0.1mL 和 0.2mL 反应管，大孔放置 0.5mL 反应管（见图 2-14c）。

3. 热盖

PCR 反应中最高温度可以达到 98℃，接近沸腾，反应液极易蒸发，导致产物损失。早期的 PCR 仪是没有热盖的，通过在 PCR 反应液中加入液态石蜡（或矿物油）来防止 PCR 反应液蒸发，烦琐且不利于操作，反应完成后液状石蜡也不好去除干净。后来出现了带热盖的 PCR 仪，热盖的作用一部分是防止蒸发，一部分是防止水气在管盖上凝结。热盖保持在 105℃的温度，高于反应温度，可以减少反应液的蒸发。但是反应液中的水分还是会有部分变成蒸汽在管中，只是不会凝结在管盖上。

PCR 仪的热盖大致可以分为以下四种：非可调式热盖、可调节式热盖、自适应式热盖和自动式热盖。

a) b) c)

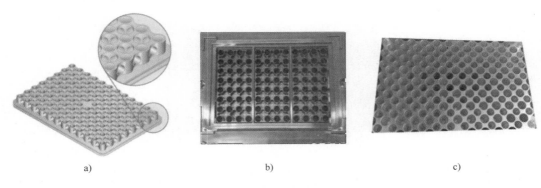

图 2-14 几种不同的样品基座

a）轻量化蜂巢式样品基座 b）96 孔基座 c）不同孔径的基座

（1）非可调式热盖 即热盖并不能同时适用于高管和矮管，如 ABI 2720 等只能用高管，用矮管则需要手工加铝块。

（2）可调节式热盖 即热盖的高度可以手工调节，同时适用于各种高管和矮管，但压力需要自己感觉，用力过小或过大都可能会有麻烦。

因为有这个问题，后来又出了力矩式可调热盖，即热盖旋转到一定力矩后内置机构打滑，从而保证一定的热盖压力。

（3）自适应式热盖 即热盖自带预压紧的弹簧，通过与打开和关闭热盖的手柄机构相结合，达到压手柄时自动压紧热盖，开手柄时自动松开热盖，自适应高管和矮管，不用担心压力和没有松开热盖等问题。

（4）自动式热盖 即热盖是由电动机来控制压紧与松开的。一般用于与实验室自动化相配合的 PCR 仪，或称为全自动 PCR 仪，但价格较高。

实时荧光定量 PCR 仪和数字 PCR 仪因为需要进行荧光基团的激发和荧光信号的检测，因此在热盖上有 96 个小孔，分别对应于每个样品孔，便于光的进入和反射。

4. 微滴生成系统

基于数字 PCR 检测的原理，微滴生成系统主要用于对 PCR 反应体系进行分隔，主要有芯片式微滴生成系统及液滴式微滴生成系统。

芯片式微滴生成系统如图 2-15 所示。该系统主要是利用固态纳米微孔芯片，将 PCR 体系分布到亲水处理的微孔中，核酸片段被随机分配到各个微孔中，微孔上加入封闭液，再在 PCR 仪中进行扩增反应。

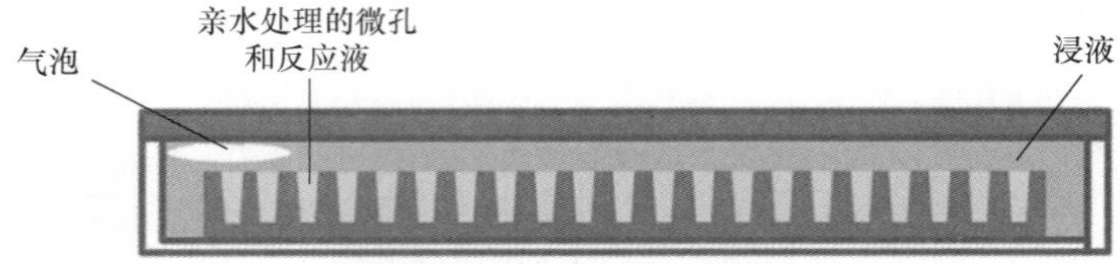

图 2-15　芯片式微滴生成系统

液滴式微滴生成系统共有两种方式。一种是采用微流控芯片技术，当 PCR 样品和微滴生成油进入微流控管道时，使体系产生负压，形成大小均匀的油包水微滴，所有微滴存在于油相中，保持微滴的稳定性，如图 2-16 所示。这种微滴生成仪可在 2min 内快速同时生成 8 个微滴，更有全自动的微滴生成系统，免人工操作，通量更高。

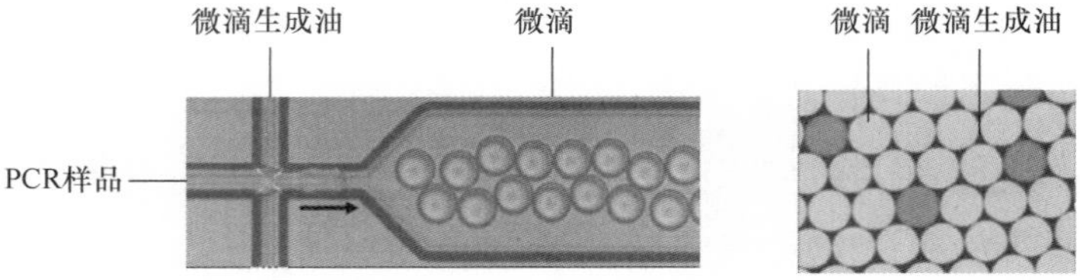

图 2-16　基于微流控芯片的微滴生成示意图

另一种是采用 33 个微管，如图 2-17 所示，通过气流以吹泡的形式形成微滴。由于不同微管气流大小的控制差异，所形成的微滴大小均匀性较差，稳定性也一般，因此在微滴生成完后需要立刻进行扩增和检测。在此过程中，微滴间会发生融合，对实验结果造成一定的影响。

5. 荧光检测系统

（1）定量 PCR 荧光检测系统　定量 PCR 荧光检测系统主要包括激发光源和检测器两个部分。

激发光源主要有卤素灯、氙灯、汞灯、激光器和 LED 灯。因为荧光检测系统是一种高灵敏度的分析系统，虽然可以通过提高仪器的增益或放大倍数来获取可观测的信号，但是激发光源的不稳定则会影响到荧光的强度，从而无法获取可靠的光谱数据。

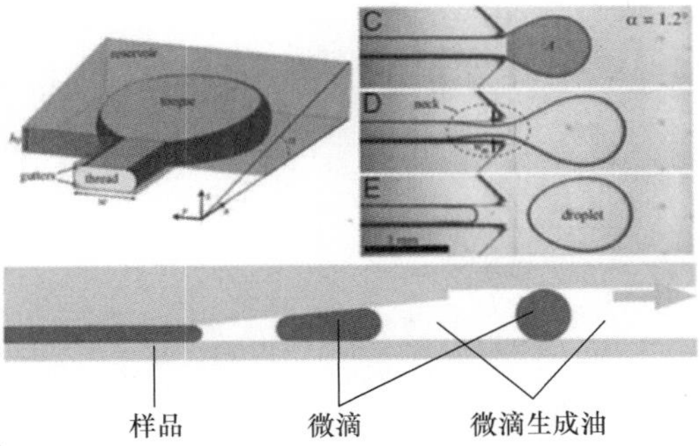

图 2-17 基于微管的微滴生成示意图

1）卤素灯是充有溴和碘等卤族元素或卤化物的钨灯，又称为卤钨灯。为提高白炽灯的发光效率，就必须提高钨丝的温度，但相应会造成钨的蒸发，使玻壳发黑。而在白炽灯中充入卤族元素或卤化物，利用卤钨循环的原理可以消除白炽灯的玻壳发黑现象。其工作原理为：当灯丝发热时，钨原子被蒸发后向玻璃管壁方向移动，当接近玻璃管壁时，钨蒸气被冷却到大约 800℃并和卤素原子结合在一起，形成卤化钨（碘化钨或溴化钨）。卤化钨向玻璃管中央继续移动，又重新回到被氧化的灯丝上，由于卤化钨是一种很不稳定的化合物，其遇热后又会重新分解成卤素蒸气和钨，这样钨又在灯丝上沉积下来，弥补被蒸发掉的部分。通过这种再生循环过程，灯丝的使用寿命比白炽灯延长了很多，但与 LED 灯相比仍相差甚远。

2）氙灯是利用氙气放电而发光的电光源。由于灯内放电物质是惰性气体氙气，其激发电位和电离电位相差较小。氙灯的光、电参数一致性好，工作状态受外界条件变化的影响小，并且一经点燃，几乎是瞬时即可达到稳定的光输出；灯灭后，可瞬时再点燃。由于氙灯没有灯丝，因此就不会产生因灯丝断而报废的问题，使用寿命比卤素灯长得多。

3）氙灯、汞灯和钨灯虽然辐射波段范围广，但在不同的波段输出信号强度不同。激光器是目前高性能荧光仪器主要使用的光源，激光器发出的光质量纯净、光谱稳定、单色性好，没有杂散光，但波长选择范围小，且价格昂贵。激光器的种类主要有红宝石激光器、氦氖激光器和激光二极管。激光器发出的光强度高，对荧光分子能够更好地激发，产生更强的发射光信号，便于检测，灵敏度也更高，但是也有相应的缺点。

① 温度特性差：半导体激光器工作特性与温度有显著的关系，环境温度变化可以引起激射频率、阈值电流、输出光功率等变化。

② 容易产生噪声：因为是利用高浓度的载流子，所以载流子的起伏会影响有源区的折射率；谐振器的长度短，还采用了低反射率的端面镜子，所以激光振荡容易受到外部回光的影响。

③ 输出光发散：输出光由端面以放射形式发出，成为发散光。要获得平行光束必须要有外部透镜。

4）LED（light emitting diode）是一块电致发光的半导体芯片，用银胶或白胶固化到支架上，然后用银线或金线连接芯片和电路板，四周用环氧树脂密封，起到保护内部芯线的作用，最后安装外壳，所以 LED 灯的抗振性能好。LED 可以直接发出红、黄、蓝、绿、青、橙、紫色的光，因此更适合不同波长光的激发，避免了不同波长光之间的干扰。LED 还具有节能、高效、超长寿命、无须维护、无污染、不易损坏、瞬时启动和快速响应等诸多优点，基于这些优势，白色 LED 和各种单色 LED 越来越多地被用于各种荧光检测系统的激发光源。

荧光检测器主要有 CCD 和光电二极管 / 光电倍增管两类。

CCD（charge-coupled device）是指电荷耦合元件，是一种用电荷量表示信号大小，用耦合方式传输信号的探测元件。其工作原理类似于数字照相机，主要由微型镜头、分色滤色片、感光层等组成，如图 2-18 所示。CCD 图像传感器可直接将光学信号转换为模拟电流信号，电流信号经过放大和模数转换，实现图像的获取、存储、传输、处理和复现。其显著特点是：①体积小重量轻；②功耗小，工作电压低，抗冲击与振动，性能稳定，寿命长；③灵敏度高，噪声低，动态范围大；④响应速度快，有自扫描功能，图像畸变小，无残像；⑤应用超大规模集成电路工艺技术生产，像素集成度高，尺寸精确，商品化生产，成本低。但是，CCD 检测易受热噪声和暗电流影响，降低检测灵敏度。一般通过像素、动态范围、信噪比、制冷方式和工作温度、灰阶、芯片尺寸、读取 / 采集速度、像素合并（binning）等参数来衡量和判定 CCD 的性能。

使用 CCD 作为荧光信号检测器最大的优点就是可以同时扫描所有样品中的荧光信号，但灵敏度较低，而且，同时检测样品间的荧光信号存在干扰。

光电二极管（photodiode tube，PDT）又叫光敏二极管，是一种能够根据使用方式将光转换成电流或者电压信号的光探测器。其管芯是一个具有光敏特征的 PN 结，具有单向导电性，因此工作时需加上反向电压。光电二极管是利用的半导体的能带理论，当光照射光电二极管时，光的能量大于带隙能量时，价电子带的电子受到激励向导带运动，原来的价电子就留下空穴。这样在 P 区、N 区及耗尽层就产生电子－空穴对。在耗尽层电场作用下电子向 N 区、空穴向 P 区加速运动，这样使得 P 区带正电，N 区带负电，各自向对方的电极方向运动（漂移），这样就产生了电流。然后对这个电流进行检测，就可以得到光的信息，或者再对这个电流进行放大，用来发电，也就是人们所熟悉的太阳电池。图 2-19 所示为光电二极管的结构及电路，其中，图 2-19a 所示为光电二极管的结构，图 2-19b 所示为光电二极管的电路。

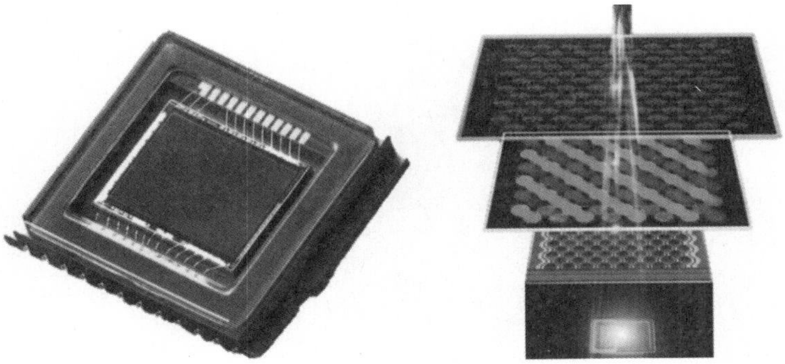

图 2-18　CCD 结构及工作原理图

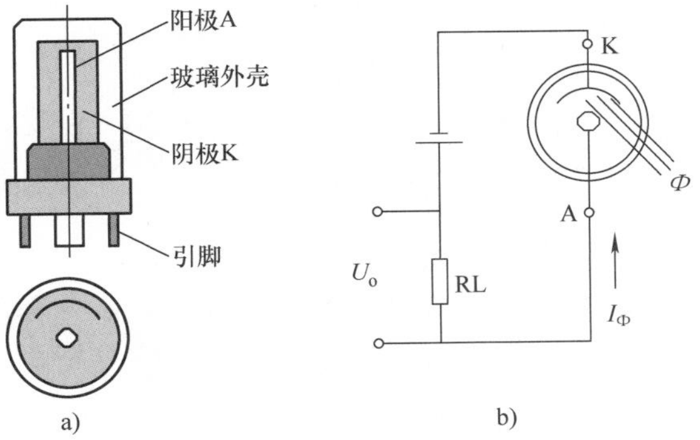

图 2-19　光电二极管的结构及电路

a）光电二极管的结构　b）光电二极管的电路

光电倍增管（photomultiplier tube，PMT）是将微弱光信号转换成电信号的真空电子器件。光电信增管包括 4 个主要部分：光电阴极、电子光学输入系统、电子倍增系统、阳极，如图 2-20 所示。光电倍增管是建立在外光电效应、二次电子发射和电子光学理论基础上，结合了高增益、低噪声、高频率响应和大信号接收区等特征，是一种具有极高灵敏度和超快时间响应的光敏电真空器件，可以工作在紫外、可见和近红外区的光谱区。目前多用在光学测量仪器和光谱分析仪器中。它能在低能级光度学和光谱学方面测量波长 200nm~1200nm 的极微弱辐射功率。随着闪烁计数器的出现，逐渐扩大了光电倍增管的应用范围。光电倍增管具有灵敏度高、响应速度快、噪声系数小、动态范围宽等优点，特别适用于需要测量微弱或极微弱光信号的时间分辨荧光免疫分析仪器。

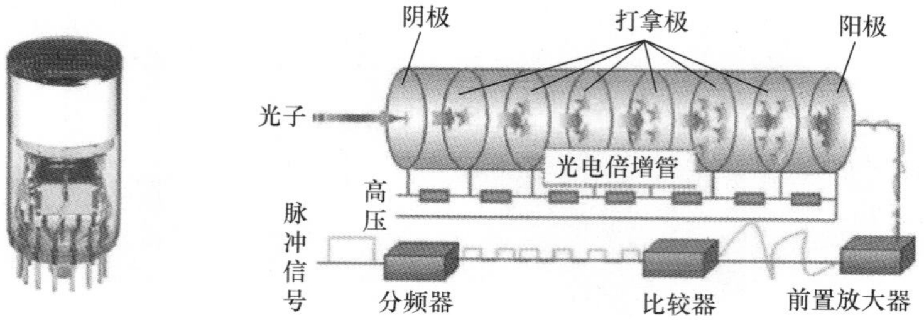

图 2-20 光电倍增管的结构及工作原理

简单来说，两者检测原理不同，光电二极管的响应时间要慢些，光电倍增管要外加高压。光电二极管不能放大信号，光电倍增管能放大信号，所以一般微弱光的检测选用光电倍增管。

为了实现多通道的激发，可以使用不同颜色的 LED，或者对单一激发光源进行分色。配备不同波长的滤光片，或者光栅，可以对单一光源进行分色，实现不同波长的激发。同时，要实现多通道的检测，不管是 CCD、PDT 还是 PMT，同样要配备不同波长的滤光片，才能进行多通道的检测。滤光片的基本结构是由两片内表面镀膜的有色玻璃及夹在其中的透明介质层组成。由于滤光片只能提供一种固定波长的光，所以根据仪器的实际需要，可选配不同波长的滤光片，其特点是操作简单、故障率极低。光栅的原理是基于在光学级平滑玻璃的铝镀膜上刻画出平行等距的刻痕，利用其对辐射的衍射作用，从一束复合光谱中分别选出连续单波长光的光学器件。其获得单色光是通过调节机构转动光栅，使不同波长的光一次通过出射狭缝，从而得到连续不同波长的单色光。也可以在连续光谱的不同位置按需要开出几个出射狭缝，通过各狭缝得到几个固定波长的单色光。

因激发光源和检测器的不同，不同定量 PCR 仪荧光信号检测的方式也不同，主要有中心式光源检测、钟摆式扫描，光梭逐孔扫描，五棱镜反射光路等。

中心式光源检测是典型的定量 PCR 光路系统，如图 2-21 所示。该荧光定量 PCR 仪使用卤素灯作为激发光源，CCD 检测。光源和检测器在反应板正上方。光源是平行放置的，光线平行射出，通过反射镜反射至样品基座，荧光分子吸收光能后变为激发态，激发态不稳定，因此发出比入射光的波长更长的出射光，进而产生发射光。发射光垂直向上，被 CCD 捕获并转化为电信号，再经过模数转换实现信号的采集。由于光源是从上方中间发出，因此在反应板的中间和边缘会产生光程差，有边缘效应。为了排除这种边缘效应对检测结果的影响，研究人员在 PCR 反应体系中加入参比染料——ROX 校正液来进行校正。因为同一批配制的反应液中的 ROX 浓度是一样的，所以不同反应管之间的 ROX 荧光强度也应该是一样的，通过这种方式来消除由于光程差导致的不同空间的信号差异。

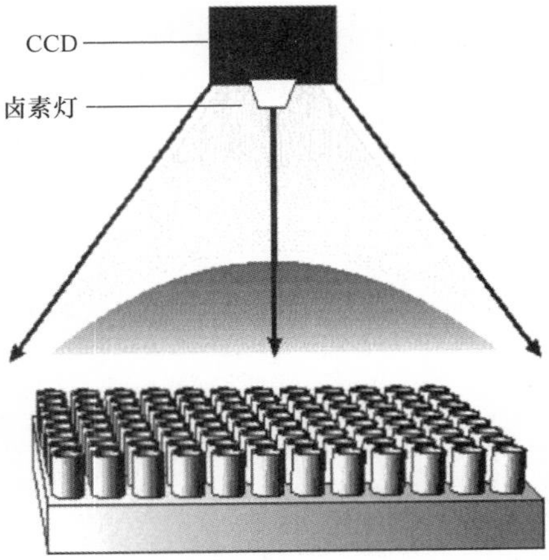

图 2-21 中心式光源检测

为了更大程度地避免由光程差带来的边缘效应，研究人员使用两组 96 阵列等距玻璃光纤进行光信号传导，实现激发和检测。LED 光源连接 96 根光纤，对每个样品孔进行单独激发，再通过另外 96 根光纤将发射光信号传导至 CCD 进行检测分析，如图 2-22 所示。这种检测方式可以保证非常少的能量损失，并且没有孔间的干扰；所有样本同时检测，荧光信号无衰减，检测速度更快；全固定光路设计，无移动光学部件，无须校正；消除光程误差，无须使用 ROX 参比染料进行校正。但光纤如果损坏，修复成本会很高，一根光纤出现问题，整个检测系统都要重新更换。

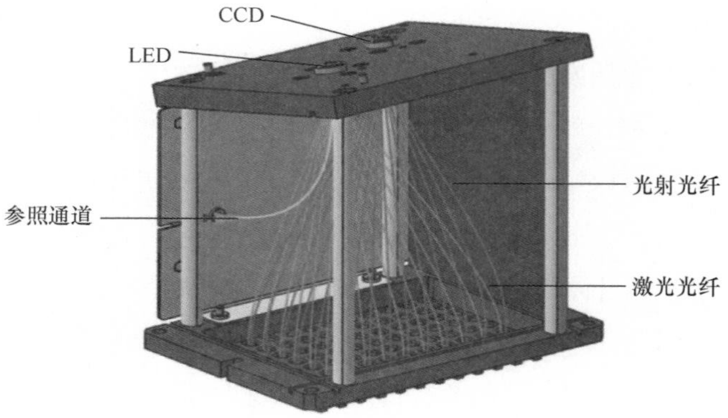

图 2-22　光纤检测

钟摆式扫描光路的光源和检测器在一起，以钟摆的方式对样品孔进行扫描检测，激发和检测在极短的时间内完成，几乎可以实现在激发的同时进行检测，如图 2-23 所示。通过对光源检测器和样品板之间距离的优化，可在一定程度上减少由于光程差导致的边缘效应。仪器结构设计特殊，钟摆角度不能太大，需要使用特殊矮管进行扩增实验；钟摆产生的光路非直射光路，检测存在光密度差，因此仍需要使用 ROX 参比染料来进行校正。

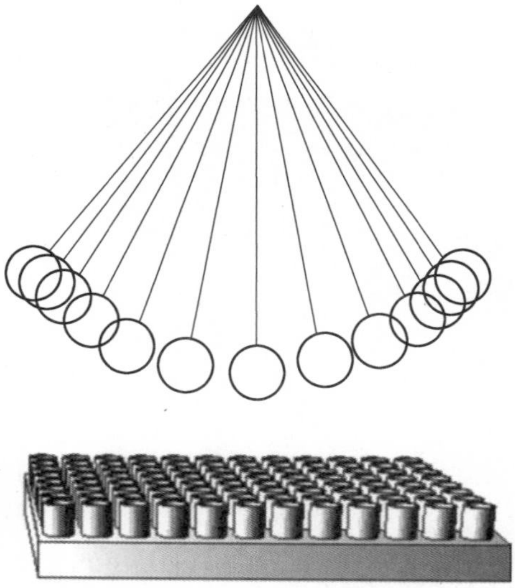

图 2-23　钟摆式扫描光路

光梭逐孔扫描式光路如图 2-24 所示，光梭带动激发光源和检测器，在样品板上方近距离的检测，光梭按照 Z 字形路径快速移动来实现逐孔扫描检测。激发和检测在极短的时间内完成，几乎可以实现在激发的同时进行检测，并且可以在 3s 内完成单通道 96 孔的检测。又由于光程短，信号损失小；且光程固定，没有边缘效应，因此也不需要使用 ROX 参比染料进行校正。每个 LED 单独激发单独检测，没有荧光素之间的交叉干扰，更适合多重检测。

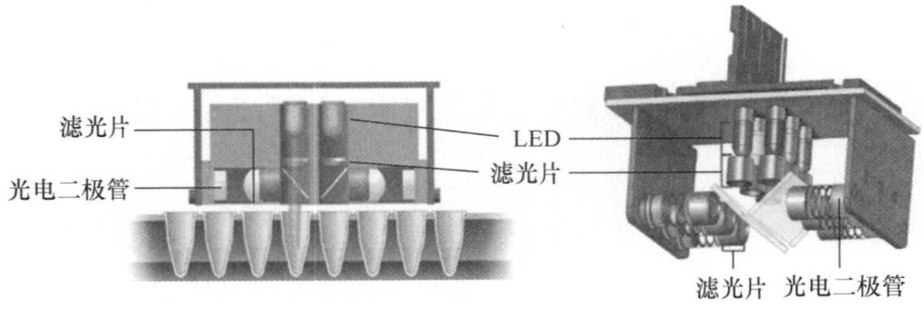

图 2-24 光梭逐孔扫描式光路

五棱镜反射光路如图 2-25 所示，通过五棱镜反射光路将白色 LED 点光源反射成垂直向下的平面光斑，到达样品孔的光线近似平行，反射光也通过五棱镜反射后经过滤光片进入 CCD 被采集。这种光路设计可以保证每个孔的激发能量均一，并且通过超长的光程差消除了边缘效应，通过对光学元件及焦距的巧妙组合确保了整板信号激发的特异性与数据收集的一致性，相比于传统的 CCD 检测有了很大的提升。但是也会出现孔间的干扰，尤其是白色 LED 的多通道激发会出现不同波长间的干扰而影响实验结果。

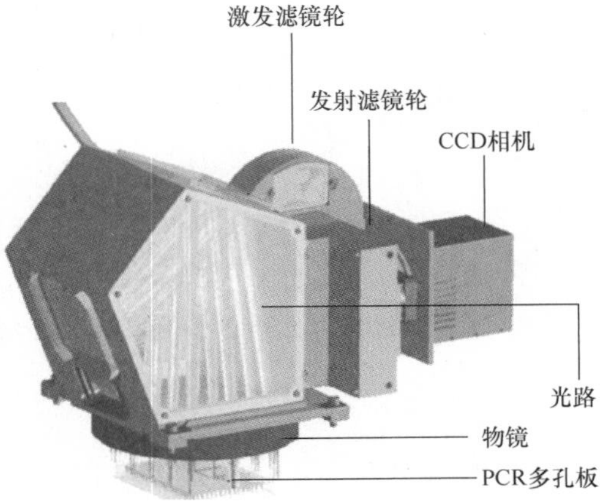

图 2-25 五棱镜反射光路

针对不同激发光源和检测方式的优缺点，不同厂家采用不同的光路设计，其目的都是为了减少光程差和边缘效应，提高检测特异性和数据一致性，从而获得更加可靠准确的实验结果。对于多通道检测，使用单一光源不利于多通道荧光激发，并且单一光源及检测器更易交叉干扰，不利于多重检测。使用多色 LED 光源进行不同通道的激发，配合多个检测器进行不同通道的检测，可以最大程度地减少不同波长间的交叉干扰，使得多通道检测结果更准确。

（2）数字 PCR 荧光检测系统　数字 PCR 是将含有靶标核酸的荧光 PCR 反应体系随机分隔成若干个独立的微小 PCR 反应单元，靶标核酸在这些微反应单元中随机分布。PCR 扩增至终点后，检测器进行扩增信号检测。鉴于体系分隔方式的不同，检测方式也不同。

对于微滴式数字 PCR 仪，使用 LED 作为激发光源，使用硅光电倍增管（multi-pixel photon counter，MPPC）利用流式细胞术原理逐个对微滴进行检测。基于流式细胞术的微滴检测原理及结果如图 2-26 所示，其中图 2-26a 是微滴检测原理，图 2-26b 是微滴检测结果。如果进行多重荧光通道实验，不同通道之间可以实现几乎同时激发同时检测。有荧光信号的微滴判读为 1，没有荧光信号的微滴判读为 0，最后根据泊松分布原理及阴性微滴的个数与比例计算靶分子的起始拷贝数或浓度。该方式可以准确判读阳性微滴和阴性微滴，微滴之间互不干扰，通道之间也互不干扰。并且可以直接获得阳性微滴数目、阴性微滴数目及微滴总数，根据泊松公式可准确计算起始浓度。

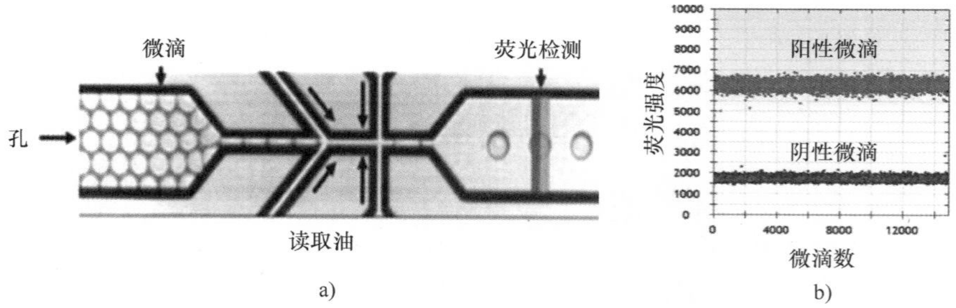

图 2-26　基于流式细胞术的微滴检测原理及结果

a）微滴检测原理　b）微滴检测结果

MPPC 是一种新型的光电探测器件，由工作在盖革模式的雪崩二极管阵列组成，具有增益高、灵敏度高、偏置电压低、对磁场不敏感、结构紧凑等特点。MPPC 的结构如图 2-27 所示，MPPC 的最基础的单元是由盖革模式下的 APD 和串联的猝灭电阻构成，这两者合并构成了一个像素（pixel）。硅光电倍增管就是有大量的这种像素在二维方向上排列组成的。

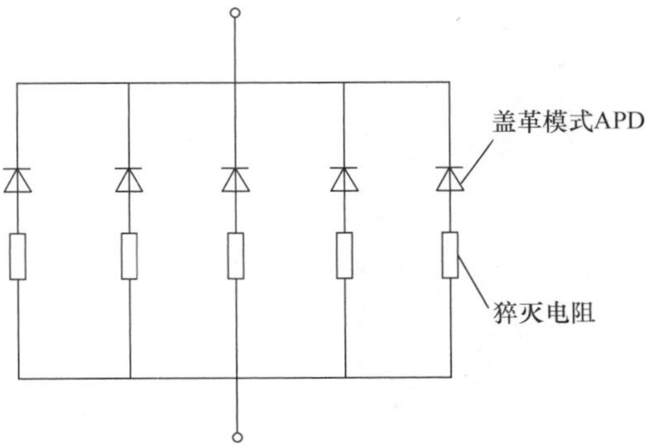

图 2-27 MPPC 的结构示意图

相比 CCD 和光敏二极管，硅光电倍增管具有灵敏度极高，增益大（10^6 以上），一致性好等众多优点，用于数字 PCR 仪荧光信号的检测可以获得更可靠、更准确的结果。

另一种微滴式数字 PCR 仪，使用 LED 作为激发光源，使用 CCD 进行信号检测。需使用 FITC 等荧光染料作为本底来识别微滴的位置和大小。使用 FITC 作为本底来识别微滴，可以获得实际的微滴总数，通过对阳性微滴的检测可以得到阳性微滴数，二者相减可间接得到阴性微滴数，以此得到的泊松公式的校正结果较为准确。但使用 FITC 作为本底，本底的强弱会影响阳性信号的分析，不同批次间本底强弱的不同会造成结果的差异，影响重复性。基于 CCD 成像的微滴检测结果如图 2-28 所示。

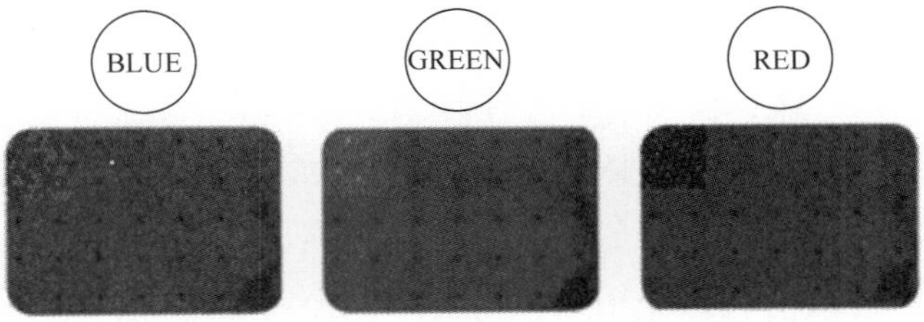

图 2-28 基于 CCD 成像的微滴检测结果

对于芯片式数字 PCR 仪，使用 LED 作为激发光源，使用 CCD 成像的方式检测信号。该成像方式需要使用 ROX 参比染料进行边缘效应的校正。只能进行阳性微滴的检测，无法获得实际阴性微滴和总微滴数目，只能默认为 20000 个微滴总数并以此来计算阴性微滴数目，因此在使用泊松公式计算时得到的结果不是非常可靠。

基于 CCD 成像的芯片式数字 PCR 成像结果如图 2-29 所示。

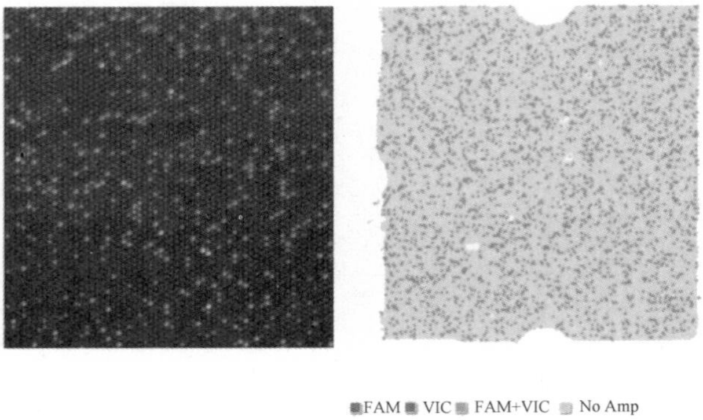

图 2-29　基于 CCD 成像的芯片式数字 PCR 成像结果

6. 控制模块

普通 PCR 仪的控制模块主要用来进行温度和时间的控制，保证每一步反应在设定的温度进行。主要包括计算机信息处理系统、自动分析模块、通用控制模块、电源模块和通用控制接口。计算机信息处理系统负责系统信息传递与系统通用控制模块通信、数据采集指令下达、数据计算、数据存储和数据分析。通用控制模块是按照标准化、模块化、可组态的设计理念而形成的控制模块，是控制核心。通过系统总线和通用控制接口将平台的各个部分连接成为一体，可直接形成一种普通 PCR 仪，也可以和其他相关硬件模块接口形成不同类型的 PCR 检测控制系统，在此平台上连接不同功能的硬件模块，可成为满足不同应用场合，不同功能的基因检测控制系统。控制方式主要分为按键式和触摸屏式，现在多为触摸屏式，多点触控，界面清晰，可直观地看到反应程序中各步的温度和时间。直接点击对应位置，即可修改温度、时间和循环数。操作简单，使用体验更好。

定量 PCR 仪则是在普通 PCR 仪的基础上增加了荧光通道的检测和激发控制。用户通过软件对扩增程序进行设置，计算机处理系统将用户设置转换为仪器主板可识别的语言，再将这些信号转化为电信号，传输给各个模块，即按照所设内容进行升降温、时间及荧光检测控制。

三、PCR 仪软件功能

1. 普通 PCR 仪软件功能

普通 PCR 仪因为不需要连接电脑使用，软件功能相对简单。主要包括用户设置、扩增程序设置、程序保存和查看历史等。扩增程序设置为主要部分，包括反应温度、扩增时间、温度梯度、升降温速率、循环数等的设置。近些年来，触摸屏的应用使得这些设置更加简便，用户只需在界面上点击相应位置，即可进行更改。目前很多 PCR 仪都具有非常直观的界面，可以进行多用户创建和管理员控制，更可以通过一台仪器实现对多台 PCR 仪同时进行控制。

2. 定量 PCR 仪软件功能

定量 PCR 仪软件功能主要包括扩增程序设置、基因表达分析及统计学检验。扩增程序设置包括反应板编辑，PCR 扩增的温度、时间和循环数设置，荧光检测通道设置等。反应板编辑是指待检测样品的样品名称、靶基因名称或检测通道、技术学重复或生物学重复等信息，一般根据具体的实验设计进行编辑。

大多数定量 PCR 仪都需要连接计算机运行，通过计算机上的配套软件进行扩增程序设置。少部分定量 PCR 仪可以脱机运行，但仪器内置的控制软件只能进行扩增程序设置，不能进行反应板编辑及数据分析等操作。

数据分析主要包括绝对定量、相对定量（基因表达分析）、熔解曲线（melting curve）分析、扩增效率补偿（Livak 法，Pfaffl 法）、多内参基因校正（qbasePLUS 法）、多板数据合并分析及批次间差异校正、内参基因筛选；统计学分析 T-test、ANOVA，符合 MIQE 指南的多种数据分析工具：柱形图、聚类分析、散点图、火山图、热图等。

（1）绝对定量　用于确定未知样本中某个核酸序列的绝对量值，即通常所说的拷贝数。定量 PCR 的绝对定量必须使用已知拷贝数的绝对标准品，梯度稀释后进行检测，绘制标准曲线。待测样本的检测值带入标准曲线，进行绝对拷贝数的计算。

（2）相对定量（基因表达分析）　用于分析待测样本中目标核酸序列与参考样本中该核酸序列的表达量的相对变化。一般是获得一个倍数变化的数值。

（3）熔解曲线分析　指随温度升高 DNA 的双螺旋结构降解程度的曲线。熔解曲线分析可以用来确定不同的反应产物，包括非特异性产物。总的 DNA 双螺旋结构降解一半的温度称为熔解温度（T_m），不同序列的 DNA，T_m 值不同。DNA 中 GC 含量越高，T_m 越高，成正比关系。

（4）扩增效率补偿　进行相对定量分析时，表达量倍数变化的计算方法是 Livak 法：2-Δ ΔCT，该方法需验证目标基因和参照基因的扩增效率。在目标基因和参照基因的扩增效率都接近 100% 的情况下，目标基因的表达水平比率为 2-Δ ΔCT。但是在大多数情况下，扩增效率不可能同时接近 100%，因此需要带入实际扩增效率来计算，才能获得准确的相对表达量。

（5）多内参基因校正　由于样品中不同内参基因表达量的微弱差异，以及扩增效率的差异，采用两个或多个内参基因进行数据校准，可获得更准确的结果。

（6）多板数据合并分析及批次间差异校正　在样品数量和靶基因很多的情况下，通常一块96孔板无法一次完成实验，需要2块或者多块，这时就需要进行多板合并分析。只需保证每块板子都有2个或3个重复的样品，软件会根据这些重复样品的数值进行批次间差异校正，从而使得多板合并分析获得更准确的结果。

（7）内参基因筛选　内参基因是指在所用实验样本中恒定表达的基因，并不一定是大家通常认为的GAPDH、ACTIN和TUBULIN。不同实验样本中表达恒定的基因各有不同，通过对多个备选参考基因在不同处理下实验样本中的表达分析，软件可自动计算每个备选参考基因的*M*值（参考基因稳定值），*M*值越小，对应的参考基因表达越稳定。最后根据*M*值的大小来选择该实验样本的内参基因。

不同定量PCR仪配套软件的差别：程序设置方面，除了温度梯度、升降温速率的不同，其他基本相同。反应板编辑方面，有些软件是要设置好反应板之后才能运行程序，程序一旦运行不可更改；有些软件可以在程序运行的前、中、后进行反应板编辑，也可以导入保存好的模板，操作更灵活、更方便。数据分析方面，最基本的绝对定量、相对定量、熔解曲线都可以进行分析，在其他功能方面有较大差异。有些还需要将数据导出，通过第三方软件进行数据分析、统计学检验、生成柱形图等。

3. 数字PCR仪软件功能

数字PCR仪软件主要是与微滴阅读仪或芯片阅读仪配套使用，用来控制该微滴/芯片阅读仪荧光信号采集和数据分析。有的阅读仪配备有触摸屏，内置软件，有些可以进行简单程序设置起始拷贝数的计算并显示在触摸屏上，更多的数据优化和分析功能则需要配套电脑软件来完成。有的则直接具备完整的程序设置和数据分析功能。

数字PCR仪软件的功能主要是进行反应板编辑，检测通道设置，控制仪器进行终点荧光信号的采集，软件可自动设置阈值线进行阳性信号和阴性信号的区分，并根据阴性信号的比例计算出样品的起始拷贝数，实验者也可根据实验的不同复杂程度和数据的实际情况手动划分阈值线进行阳性信号和阴性信号的划分，进而计算其起始浓度。除了绝对定量分析，还有拷贝数变异分析（copy number variation Detection，CNV）、稀有突变检测（rare event detection，RED），但这些分析都是建立在绝对定量的基础上的。也可以绘制标准曲线、一维散点图、二维散点图、阴阳性及总微滴数的柱状图、浓度和样品的折线图。绝对定量的实现是依赖于泊松分布公式，因此软件会同时计算出泊松分布的误差值。最后，可以对各种数据图表进行导出，以便进一步分析及结果展示。

第三节 PCR 仪的操作及注意事项

市场上 PCR 仪种类繁多，不同生产厂家的 PCR 仪都有各自操作方法，下面就以常用的 PCR 仪为例，介绍其具体操作方法，以供参考。

一、普通 PCR 仪的操作

以杭州博日科技有限公司生产的 Life Pro PCR 仪为例。仪器型号为 TC-96/G/H（b）A。

1. 仪器的主要参数

样品容量：96 × 0.2mL，96 微孔板、12 × 8 试管条、8 × 12 试管条；

温度范围：（4~99）℃；

升温速率：≥ 4℃ /min；

降温速率：≥ 4℃ /min；

温度均匀性：≤ ± 0.2℃（55℃时）；

温控精度：± 0.1℃；

温度波动度：± 0.2℃；

最大梯度：30℃；

最小梯度：1℃；

热盖温度设置范围：（30~110）℃；

热盖温度工作范围：105℃ ± 5℃；

2. 仪器的基本结构

Life Pro PCR 仪的外观和键盘如图 2-30、图 2-31 所示。

按键功能：

字符键：可输入数字，连续按键可输入字母。

切换键：双模块间的切换。

正负键：在编辑程序温度和时间修饰功能时作为正、负号转换。

光标移动键：每按一次，光标移动一位。

确认键：文件设置时按此按键，接受当前屏幕显示的设置值。

菜单键（F1、F2、F3、F4、F5）：按此按键，接受当前屏幕该键上方位置显示的选项。

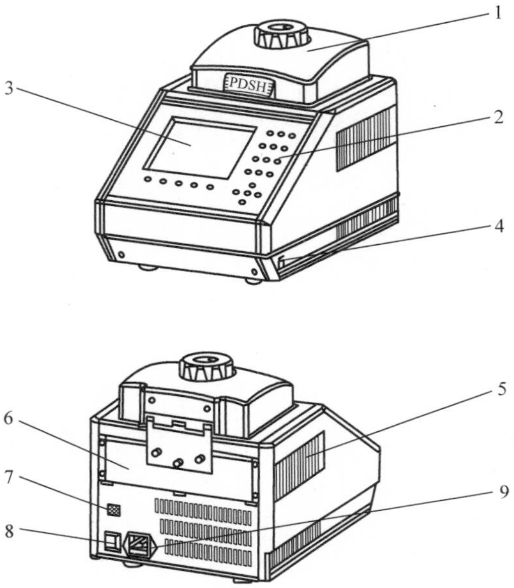

图 2-30　Life Pro PCR 仪的外观

1—热盖　2—操作键盘　3—液晶显示屏　4—USB 接口　5—通风孔
6—模块　7—RJ45 接口　8—电源开关　9—电源插座（带熔断器）

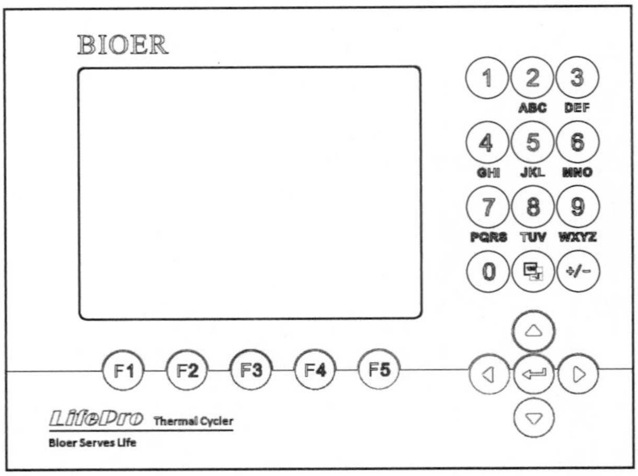

图 2-31　Life Pro PCR 仪的键盘

3. 仪器的基本操作

（1）开机前检查　检查供电电源是否符合仪器要求；确认仪器的电源线可靠地插入电源插座中；确认电源线接地可靠。

（2）开机　打开电源开关，仪器会发出“嘟嘟”两声，风扇开始运转。此时仪器屏幕显示“Self testing ……”，自检时间（1~2）min。自检通过后进入主界面。此时就可以运行 PCR 程序，进行 PCR 扩增文件的编辑、查阅、修改和删除等操作了。

（3）编辑 PCR 程序　在主界面中按“File”键进入文件列表界面。通过上下键选择“用户”，按右键切换到“File Name”，通过上下键选择该用户名下的文件。按“Edit”键可改变光标所指的文件，按“New File”键可以创建一个新文件，按“Delete”键可以删除一个文件。按“Run”键进入运行模式及试管类型确认。如果当前 Control Mode 为 Block 模式，按“Run”键进入文件运行界面；如果当前 Control Mode 为 Tube 模式，按“Run”键弹出试管体积设置对话框，可根据实际情况输入样本容量“微升数”。

在编辑界面可以编辑 PCR 程序。文件由节和段构成，段中包含有节，段内的节可设置循环次数。按光标上下左右键移动光标，光标所在之处颜色反白显示。按“字符键”可改变参数设置，按正负键改变正负号。

按“+Seg.”键进入节编辑状态。在一节中，可依次设置温度（Temp）、持续时间（Time）、升降温速度（Ramp）、每循环温度增量（+Temp）和每循环时间增量（+Time）。按“Delete”键可删除光标所在一节。

按“+Cycle”键进入段编辑状态。可依次设置循环数和循环起始节。按“Delete”键可删除当前段。按上下键可分别进入前一段或后一段。

按“Save”键进入文件保存界面。

按“Back”键退回到文件列表界面。

（4）运行 PCR 程序　在主界面按“Run”键进入运行模式及试管类型确认。如果当前 Control Mode 为 Block 模式，按“Accept”键进入文件运行界面；如果当前 Control Mode 为 Tube 模式，按“Accept”键弹出试管体积设置对话框。按“+/−”根据实际选择试管类型，按“Next”，根据实际输入样本容量“微升数”在 Tube 模式控温下，不同的样本容量有不同的过冲温度及持续时间，按“Back”键返回主界面。按“Run”键进入运行模式。

在正常运行时，Now Running 处的“…”会不断闪烁。运行结束后，系统将提示“File run over”。

按“Stop”键将提示“Confirm stop running？”，按提示信息选择停止（Stop）或继续（Start）。

按“Pause”键将提示“Now pause running”，按提示信息可选择继续（Start）。

按“View File”键可查看已编辑的 PCR 程序。

按“Skip”键可直接跳过当前的温度段进入下一个温度段。

4. 日常注意事项

1）在对任何有潜在性生物危害的样品进行处理及操作时，都应采取普遍适用的安全防护措施。

2）仪器周围留有散热空间，并确保仪器周围空气可自由流通。

3）PCR 仪运行程序时或程序运行刚结束后，不要接触仪器发热部件（如热盖），以免烫伤。

4）日常应定期使用干净软布蘸少量酒精清洁锥孔，以保证试管与锥孔接触充分，导热良好。

二、荧光定量 PCR 仪的操作

以 Roche 公司生产的 LightCycler® 480 型实时荧光定量 PCR 仪为例。

1. 系统的启动

打开仪器电源开关，启动仪器。打开控制 / 数据分析计算机，打开 LightCycler® 480 的基础软件，进入系统。

2. 准备 PCR 多孔板

在一个 1.5mL 或 0.5mL 的反应管中加入除了 DNA 模板之外包含所有其他反应试剂的通用试剂。反应体积务必与 PCR 多孔板型号保持一致。使用暗反应试管以防止环境光对反应管中荧光染料产生漂白作用。

使用微量加样器将反应混合体系加入到多孔板中。

将 DNA 模板加入到各个孔中。

使用密封薄膜对多孔板进行密封，用手或者刮板将薄膜牢牢地压在板的表面。

将多孔板放入标准的板式离心机中，离心机中应安装有配套转接器的转子。在板的对侧施加合适的平衡力（例如：另一块多孔板）。以 1500*g* 离心 2min。检查孔中是否有气泡，如果需要的话可以再进行一次离心。

3. 加载 PCR 多孔板

按下仪器状态指示灯旁边的多孔板加载按钮开关。多孔板加载器会从仪器的右侧弹出。将多孔板放入加载器的加载框中，注意应使其平滑边缘对着仪器的方向放入，有斜角的较短的板边缘远离仪器。按下多孔板加载按钮开关，这时已经插入多孔板的加载器会弹回到仪器内。现在就可以开始运行实验了。

当运行实验结束后，按下多孔板加载按钮开关，弹出多孔板加载器，取出多孔板。

4. 实验的编程

1）进入 LightCycler® 480 的基础软件。在总述窗口的任务区域中点击“新实验”，在“编程”表的“创建”区域中设定创建新实验所需的参数。从下拉菜单中选择检测格式，在“多孔板标识符”区域中输入 PCR 多孔板的标识符，选择反应体积。

通过设定检测格式，可以选择适合实验的滤光片组合方式。点击“程序”表的“创建”区域中的“定制”按钮后，“检测格式”对话框就会显示出来。通过该对话框，可以对可用的检测格式进行设置上的修改。在此处进行的修改只会应用到当前实验中。

当实验已经开始运行后，就无法改变或定制检测格式了。如果在实验中使用了一种并不合适的检测格式，则会因为仪器无法收集到有用的数据导致最后运行实验失败。

反应体积以微升为单位。96 孔温控模块反应体积范围为（10~100）μL，384 孔温控模块反应体积范围为（5~20）μL。

2）在“编程”与“目标温度”区段中，单击“添加”按钮，根据实验方案添加所需要的程序或目标温度。在每一个程序列中指定了程序的名称、循环次数、分析模式等。

或者，也可以通过使用实验的模板实现。单击“使用模板”按钮，显示“使用模板”对话框。从列表中选择一个模板，然后单击确认按钮。这时该模板的设定内容就可以应用到新的实验方案中了。如果需要，还可以修改创建参数，实验程序以及目标温度等。

说明：每个实验方案都由一个或多个程序组成。每个程序也可被多个循环所使用。每个程序中包含有一个或多个目标温度。目标温度指定了实验中所需达到的温度值、温度持续的时间、在多长时间内到达该温度等参数。可以在“程序”表中的“运行”模块中定义程序及其目标温度。

5. 实验运行

1）只有当多孔板已经被载入到仪器之中后，“开始运行”按钮才会被激活。单击“开始运行”。这时系统打开“保存实验”对话框，为实验输入一个名称，并选择一个保存它的文件夹。

如果关闭了“保存实验”对话框（即未对实验进行保存），则仪器无法开始运行实验。

实验开始运行后，系统将显示一个状态条，通过它可以了解实验运行的进程。

在实验运行的过程中，“信息”区域会不断地显示诸如运行进程或在运行中出现的错误等信息，而实验中获得的样品数据也会显示在“数据”表的表格中。

2）当实验运行时，仪器所收集的数据将在“运行”模块中的“数据”表中显示出来。可供使用的表格类型共有三种：

荧光史表：对特定样品使用特定滤光片所获得的荧光强度随时间变化所做的图表；

温度史表：实验运行过程中温度和数据采集点；

曝光时间史表：以曝光时间对采集次数所做的图表。

当实验正在运行中时，可以对在线数据显示方式进行定制。

3）单击“结束程序”即可停止当前程序，而继续执行实验方案中的下一步程序。

4）单击“退出运行”即可结束该实验的运行。（在实验运行过程中，原“开始运行”按钮会被“退出运行”按钮所代替。）如果单击“退出运行”按钮，则系统无法获得完整的数据，进而也无法对其进行分析了。

5）在实验开始前、进行中或者结束后的任意时间，都可以对样品信息进行输入或修改。

在“模块”条中，点击“样品编辑器”按钮，即可打开“样品编辑器”窗口。此时可以人工输入或修改样品信息。

6）当实验完成时，系统将弹出状态信息提示“运行完成”。

6. 实验分析

LightCycler® 480 软件包括多种分析模块，这些模块可以用来对实验得到的结果以不同的方式进行分析。为了分析实验，必须在实验运行结束后为其添加一个或多个分析模块。

（1）软件中的几种分析模块

1）定量。绝对定量能对单个目标序列进行定量分析，并将最终结果以绝对数值形式表示（例如：copies/mL）。一般用于病毒学和微生物学等研究领域。

相对定量比较单个样品中两个不同目标序列的水平，并将最终结果以这些目标的比值表示。

2）基因分型。终点法基因分型从扩增曲线的终点信号强度推导基因分型信息。熔解曲线法基因分型从 PCR 后建立的熔解曲线形状推导基因分型信息。

3）T_m 值计算是计算目标 DNA 的熔解温度和熔解峰。

4）颜色补偿产生颜色补偿数据，这些数据可用于多色实验或分析来补偿荧光通道之间的重叠。

5）附加的软件模块“基因扫描”通过分析 LightCycler® 480 高分辨率熔解染料存在时产生的实验数据，来测定样品中的异源双链核酸分子结构。

（2）分析步骤　每种分析的一般性步骤都是一样的。

1）在 LightCycler® 480 基础软件的主窗口中打开需要分析的实验。

2）如果还没有为实验输入一般性样品信息，在“模块”条中，单击“样品编辑器”，选择“一般”表，然后选择实验中所使用的滤光片组合并输入确认样品的信息。

3）在“样品编辑器”中选择“特定分析”表，并输入进行分析的样品信息。在每个特定分析表中，可以输入的信息取决于分析的类型。

在“特定分析”表中，每种样品的位置都包括一列相应的一种滤光片的相关信息。例如，如果您选择了三种滤光片组合，则在特定分析表中每个样品的位置上都会有三列相关信息。可以在每列滤光片组合中为其输入样品信息。

4）在 LightCycler® 480 基础软件的“模块”条上点击“分析”。这时系统会打开“分析总述”窗口。分析总述窗口中显示的有“创建新分析”列表和“打开已创建的分析”列表。

5）从“创建新的分析”列表中选择一种分析类型。这时系统打开“创建新的分析”对话框。在这里，可以再次对分析类型进行定义并选择一个分析子集。如果实验方案中包括数个可用于所选分析类型的程序，则在“程序”列表中选择一个需要的程序。

还可以根据需要改变分析的名称，系统默认的名称是“analysis type for subset name”子集的分析类型名称。

6）输入或修改分析参数，然后单击“计算”按钮。

7）对于每个实验，可以添加一种或多种分析，包括对同一样品分析类型的多次引用（在“分析”工具栏中单击“加号”按钮）。

8）单击“一般动作”栏中的“保存”按钮，这样分析结果就会作为实验的一部分而被保存下来。

7. 生成报告

实验分析完毕后，系统可以生成一份包括实验一般信息及分析结果的分析报告。

报告内容包括样品信息、仪器信息、实验方案、实验总结信息（例如名称和日期等）、修改史表、分析结果及其他分析项目，例如统计学项目与设置等。

可以对上面项目进行选择从而对报告进行定制。

8. 注意事项

1）在对任何有潜在性生物危害的样品进行处理及操作时，都应采取普遍适用的安全防护措施。

2）仪器周围留有散热空间，并确保仪器周围空气可自由流通。

3）PCR 多孔板装载入仪器之前，必须用自黏性密封薄膜正确地封口。平板封口可以消除因高温产生的液体蒸发。

4）当运行刚刚结束时，多孔板加载器的温度非常高，须等待一段时间，待其冷却后再进行其他操作，以免烫伤。

三、PCR 仪使用注意事项

在 PCR 仪进行 DNA 分子的扩增实验中，除要求 PCR 实验室及样本采集、存储等环节满足相关要求，防止初始样本被污染外，在实验过程中仪器的扩增结果也会因操作者的使用方式而有所不同。在 PCR 仪的使用过程中，温度、引物、定量过程、使用过程中的电气安全及实验室环境等方面均会对实验结果产生较大影响，故而需要使用者们在使用时加以注意。以下将对这五点使用注意事项做出详细介绍。

（一）关于温度设定的注意事项

PCR 是通过模拟自然界生物体中 DNA 的解旋—配对—延伸的过程，通过不同阶段温度的控制，对目标 DNA 片段进行扩增的技术。而 PCR 仪即是为该链式反应不同阶段提供特定反应温度的仪器设备，所以对于各阶段温度的设定便显得尤重要。

对于 DNA 分子 PCR 反应大致可分为以下三个阶段：

第一阶段，高温变性阶段，此阶段温度最高，通过高温使得 DNA 分子双链间由碱基互补配对产生的氢键断裂，使双链的 DNA 分子解旋成为单链。此过程一般在 90℃ ~95℃的温度下进行，时间至少持续 30s。

第二阶段，低温复性阶段，此阶段温度最低，确保引物与复制模板 DNA 通过碱基互补配对原则形成氢键，从而使引物与模板 DNA 部分特异性结合，由于后续用于 DNA 复制的 DNA 聚合酶会以引物的 3′ 端为固定起点，由 5′ 向 3′ 方向延伸 DNA 链，从而在此阶段确定了扩增 DNA 的靶序列大小及扩增范围。此过程中的结合具有特异性，温度设定需要根据引物的不同而不同，温度过低，时间长会导致非特异性结合，而温度过高，引物则无法结合到模板 DNA 上。由于配对碱基间的氢键数量不同，故引物片段中 CG 的含量越高，所需的退火温度越高，一般退火温度都在 37℃到 65℃之间。具体温度不同实验者通过不同经验公式进行估算，各个经验公式中研究考虑的影响因素差别较大，因而计算结果的差别也较大，应通过各自实验情况进行选择，下面推荐几种退火温度经验公式：

$$T_m(℃) = 2(A+T) + 4(C+G)$$

$$T_m(℃) = 22+1.46[2(G+C) + (A+T)]$$

$$T_m(℃) = 87.16+0.345(\%CG)+\lg[Na^+] \times [20.17-0.066(\%CG)]$$

以上三式均是通过引物中碱基含量进行估算，但是公认最精确的 T_m 计算公式是从热力学角度给出的最邻近法（NN，nearest neighbor）公式如下：

$$T_m = \Delta H°/(\Delta S°+R\ln c_t)$$

式中，T_m 单位为 K；$\Delta H°$ 与 $\Delta S°$ 为 DNA 分子杂交反应的标准焓变和标准熵变，单位为 J；c_t 为 DNA 分子的摩尔浓度，非对称序列时应取 $c_t/4$，R 为摩尔气体常数 [8.314J/（mol · K）]。

第三阶段，中温延伸阶段，此阶段温度适中，使 DNA 聚合酶发挥作用，完成一次扩增循环。此温度与实验选用的 DNA 聚合酶种类有关。对于最常用的 Taq DNA 聚合酶来说，延伸阶段温度一般选择为 72℃。

以上三阶段为 DNA 分子 PCR 技术温度控制的注意事项，而对于逆转录 PCR（reverse transcription polymerase chain reaction，RT-PCR）来说在高温变性阶段之前还需要以下两个过程：对模板 RNA 进行逆转录，合成 cDNA。

第一阶段：cDNA 第一链的合成。现在实验或临床诊断中常用的逆转录酶有两种，一种是来自鸟类成髓细胞瘤病毒 AMV 的逆转录酶（以下简称 AMV 逆转录酶），另一种是来自鼠白血病毒莫勒尼株 Mo-MLV 的逆转录酶（以下简称 MLV 逆转录酶）。以上两种逆转录酶的最适温度都较低，AMV 逆转录酶最适反应温度在 42℃

左右，MLV 逆转录酶最适温度较 AMV 逆转录酶更低，大约只有 37℃左右。因此，在逆转录过程中的温度设置需要根据实验或诊断中采用的逆转录酶种类及模板 RNA 的具体情况进行确定。一般情况下可设为逆转录酶最适温度此过程一般持续 15min。

第二阶段：逆转录酶的灭活。cDNA 第一链经逆转录过程合成后即作为后续 PCR 扩增的 DNA 模板，为了不影响后续 PCR 过程及 PCR 实验结果，在本阶段需将逆转录酶灭活。由于常用的 AMV 逆转录酶与 MLV 逆转录酶都难以耐受高温，所以本阶段应设置（85℃ ~95℃）的高温来灭活逆转录酶并使 RNA-cDNA 杂合物变性，此过程一般持续 5min。

此后由 cDNA 再扩增的过程与一般 DNA 分子 PCR 技术的三阶段相同，相关温度可参考前文。

（二）关于定量 PCR 仪的注意事项

在实验和临床诊断过程中，有时不仅需要对 DNA 分子进行扩增，还需要检测未知样品中目标 DNA 的确切数量，由此发展出了定量 PCR 仪。在使用定量 PCR 仪时由于各仪器采用的定量原理不同，所需注意的事项也有所差异，但大致可以分为传统荧光定量 PCR 仪和近年来新兴的数字 PCR 仪。以下对两种 PCR 仪的原理及注意事项进行简要介绍。

由前文有关 PCR 反应过程的介绍，我们可以推知，每一轮反应循环后我们得到的目标 DNA 分子数应如下式：

$$Y_n = Y_{n-1}(1+E)$$

式中，Y_n 为 n 个循环后所得的产物 DNA 分子数；E 为扩增效率（数值在 0~1 之间）。

由此我们可以知道，最初样本中目标 DNA 分子的数量应满足下式：

$$Y_n = X(1+E)^n$$

式中，X 为最初样本中目标 DNA 分子数量；E 为扩增效率（数值在 0~1 之间）；n 为扩增反应的循环数。

但值得注意的是，整个 PCR 反应需要经历数十个循环，而每个循环的扩增效率 E 并不相同。反应开始时体系中反应较为稳定，目标 DNA 数目表现为指数型增长。反应后期由于体系中原料接近耗尽，会使扩增效率 E 减小，目标 DNA 分子数量增长处于慢速状态。如果以纵坐标表示 DNA 分子的数量（用荧光强度表示）而横坐标表示 PCR 反应的循环数（或反应时间），那么曲线应当接近 S 形，如图 2-32 所示。

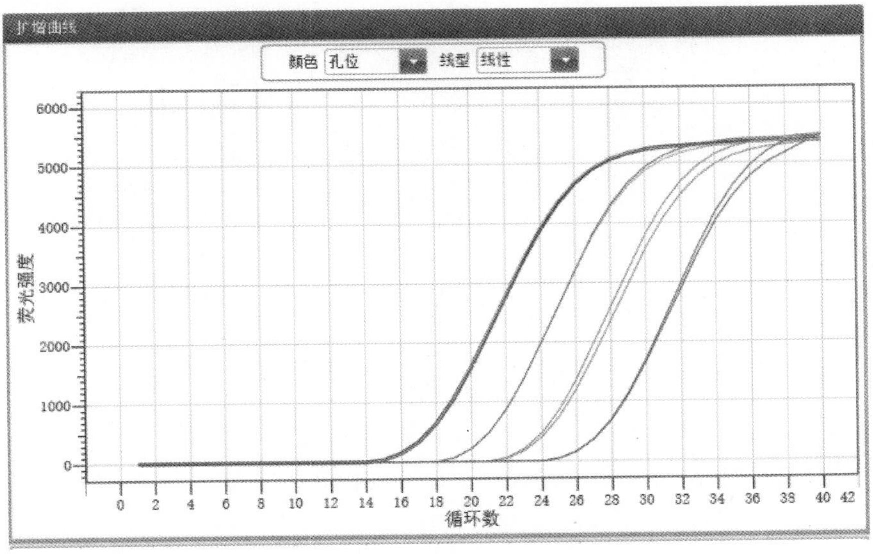

图 2-32 荧光定量 PCR 标准品扩增曲线

由此，传统的荧光定量 PCR 仪在反应的试剂体系中加入了能与目标 DNA 分子结合的荧光基团（有时也会用荧光猝灭剂），在每次循环后通过激发荧光、检测荧光强度并与一组实验标准品比较的方法确定该时刻目标 DNA 分子的数量。并在设定了 DNA 分子数量的阈值后，给出反应体系达到该阈值数量的循环数 C_t 值。在实验或临床诊断中，初始数量和 C_t 值均可作为样品中目标 DNA 分子数量的定量标准。

这种定量方法中值得注意的是在实验过程中需要一组实验标准品用于与测量值比较，标准品一般由试剂或仪器厂商提供。如标准品的 DNA 浓度等品质控制不好，很容易影响实验及诊断的定量结果。而且在实验中需要手动设置荧光阈值和激发光源的波长，而阈值和激发光源波长的变化对 C_t 值会有很大影响。所以在仪器的使用中，对于标准品的质量控制和 DNA 数目的阈值需要形成实验规范。另外需要注意的是，标准品需与实验样品同时进入 PCR 仪，在相同条件下进行扩增反应，并在仪器的操作系统中将对应孔位设置为标准品或 Standard 才能保证定量过程准确。

而新兴的数字 PCR 仪采用的定量方法与传统的荧光定量 PCR 技术有所不同。数字 PCR 仪的原理如图 2-33 所示。首先将 PCR 反应液稀释并分散成 n 个反应单元，n 个反应单元中所含的 DNA 分子总数记为 N，然后使这 n 个反应单元在相同的反应条件下同时进行扩增。并应用荧光定量方法检测每个单元的荧光强度，记录未超过荧光强度阈值的反应单元数（阴性数），记为 b。

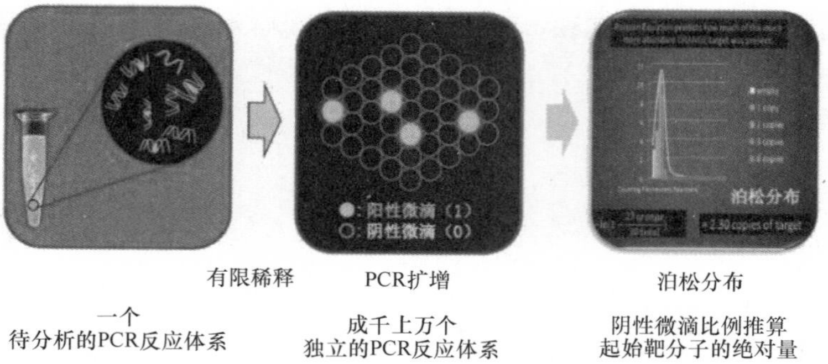

图 2-33　数字 PCR 仪的原理

由于初始反应液被分散时，DNA 分子的个数固定，所以其出现某一个特定反应单元内的个数应服从泊松分布（Poisson Distribution）：

$$P(k)=\frac{\lambda^k}{k!}\mathrm{e}^{-\lambda} \qquad (2\text{-}1)$$

由此可知，初始时某反应单元中不含目标 DNA 分子的概率应为：

$$P=P(0)=\mathrm{e}^{-\lambda} \qquad (2\text{-}2)$$

而反应单元中不含目标 DNA 分子的概率同时也可用式（2-3）计算：

$$P=\frac{b}{n} \qquad (2\text{-}3)$$

其中，b 为扩增后未超过荧光强度阈值的单元数（阴性数）；n 为反应单元总数。由此，应有式（2-4）：

$$\lambda=-\ln\left(\frac{b}{n}\right) \qquad (2\text{-}4)$$

而对于泊松分布，其数学期望，与样本的均值存在如下关系：

$$E(X)=\mu=\frac{N}{n}=\lambda \qquad (2\text{-}5)$$

结合式（2-4）、式（2-5）即可知，原反应体系中 DNA 分子数量 N 应为

$$N=-n\ln\left(\frac{b}{n}\right) \qquad (2\text{-}6)$$

由以上原理可以看出，数字 PCR 仪利用概率与数理统计的泊松分布的方法，避开了每次循环后与标准品比较的步骤，也就不再需要实验标准品就可实现绝对定量。

但是与此同时，需要注意的是数字PCR仪虽避开了标准品比较步骤，但检测过程中仍需要光源激发荧光，所以依然需要在实验中调整激发光源波长。另外，由于上述的式（2-3）与式（2-5）的依据均为大数定律，故其数值应是分别依概率收敛于P和$E(X)$，也即当统计样本的数量越大时越接近真实数值，如果统计样本过小就可能出现较大的波动。而在数字PCR仪的体系中，统计样本的大小即为初始反应液分散时反应单元的数量多少，值得注意的是，越多的反应单元数一般会对应越精确的定量结果，但越多的反应单元数对于试剂厂商的技术要求及试剂成本就越高，在选择实验试剂时必须对这点加以考虑。此外，由于数理统计方法并不唯一，各仪器厂商可能根据其他参数（例如方差、置信区间等）对式中参数进行修正，从而使不同机型的定量数据在实际的实验或诊断中有些许偏差。

（三）电气及外设部分使用注意事项

除以上提到的PCR仪使用时的注意事项外，因现在常用的PCR仪除热循环控制功能的主机外，为保证实验操作直观、高效，一般都会在主机之外添加其他设备，如显示屏、计算机等。这类设备在实验过程中也应注意以下几点：首先，在实验开始前要确保系统整体与电源的接通情况良好，电源未超负荷，连接可靠，电压稳定，仪器系统中各关键部位熔断器未出现缺损、熔断等现象，以免损坏仪器设备。为应对突发断电等情况，这里建议根据使用中PCR仪器系统的特点增配UPS或备用电源等设备。其次，对于PCR系统中的显示设备，如主机外屏幕、计算机显示器等，需保证与主机相应接口正确连接，以确保实验过程中显示正确可靠。此外，在逆转录PCR实验过程中，由逆转录过程生成的cDNA分子，如需长期保存，请放置于专用冷藏箱中，PCR仪器系统保持4℃状态尽量不要超过12h。最后，为避免反应液中的水分蒸发后在管盖上遇冷凝结，我们在最初的PCR实验过程中会加入液状石蜡或矿物油，但又出现了实验结束后残留物质难以清理的问题。为了解决这一问题，现在常见的PCR仪器系统都配有热盖，热盖位于实验管上方，值得注意的是，热盖的一般温度都会设置为104℃或更高，保证水蒸气不会在管盖处凝结成水滴影响实验结果。

（四）PCR实验室管理注意事项

由于PCR实验的样本中DNA分子多为极微量，所以PCR实验室环境对实验结果也会产生较大影响，在实验过程中对于实验室环境也应格外注意。

PCR实验室应按照国家卫生部办公厅印发的卫办医政发[2010]194号文件《医

疗机构临床基因扩增检验实验室工作导则》中的要求进行实验室分区（见图 2-34）。应设置试剂储存和准备区、样本制备区、扩增区和产物分析区四个区域。四个区域在物理空间上必须完全相互独立且无论在空间上还是使用中都必须处于完全分隔状态，不允许空气直接相通，但根据所使用 PCR 实验仪器设备的功能不同，区域可以适当合并。例如使用实时荧光定量 PCR 仪时，扩增区与扩增产物分析区可以合并。空气流向也应按照试剂储存和准备区→样本制备区→扩增区→产物分析区进行控制，各区域由于功能不同，各自注意事项也有差异。

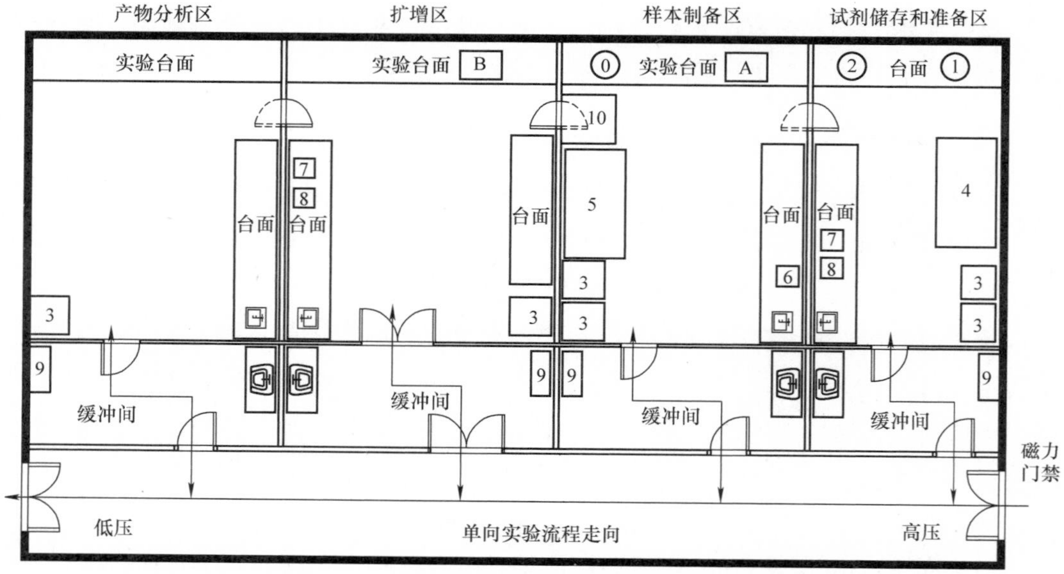

图 2-34　一般标准 PCR 实验室布局图

A—核酸提取仪　B—aPCR　0—研磨仪　1—制冰机　2—纯水仪　3—两用冰箱　4—超净台
5—生物安全柜　6—小型高速离心机　7—涡旋振荡器　8—掌上离心机　9—衣柜　10—大型板式离心机

对于试剂储存和准备区，需格外注意的是试剂盒中的阳性对照品及质控品不应保存在该区域，而应保存在标本处理区。对于标本制备区，加入待测核酸后，为避免交叉污染，必须盖好反应管盖子。对具有潜在传染危险的材料，需在生物安全柜内开盖，并明确样本处理和灭活程序。涉及临床样本的操作，应符合生物安全二级实验室防护设备、个人防护和操作规范的要求。对于扩增区，为避免产生气溶胶，应减少人员走动，并且所有反应管不得在此区域打开。而对于扩增产物分析区，本区域是最主要的污染来源，要严格避免通过办公物品、服装等将扩增产物带出。如使用 PCR-ELISA 方法分析产物，必须用洗板机洗板，并将废液、吸头等收集起来放入 1mol/L 的 HCl 中，然后按照规定程序处理。且对于本区域内常用有毒有害物质，如溴化乙啶、丙烯酰胺等要按照相关规章制度进行严格控制。

第四节 PCR 仪维护保养与维修

一、PCR 仪维护保养

为保证实验，诊疗过程有序、高效，PCR 设备需要在使用过程中进行日常维护和保养工作。现市面上常见的 PCR 仪器设备制造方一般都会提供用户手册、使用说明书等指导性文件。保养项目及方法也因各厂商、各型号 PCR 设备的加热方式、设备结构等而有所不同。具体的日常保养流程及质控计量须以产品手册及相关标准文件要求为准。

（一）安装方面

为确保 PCR 设备高效运行，在安装新机时应确保安装场地满足装机要求，以 ABI 7500 系列的安装场地要求为例（见表 2-1），其他型号 PCR 仪可以参考此要求或根据生产厂商给出的具体场地要求安装仪器。并应当在安装场地配备相应生物、消防等方面的安全措施。

表 2-1 ABI 7500 系列 PCR 仪安装场地要求

海拔要求	不超过 2000m（6500ft）的室内
温度要求	15℃ ~30℃（59°F~86°F），24h 最大温度变化不超过 15℃（27°F）
湿度要求	相对湿度 20%~80%，无冷凝
污染要求	不得超过Ⅱ级污染，如有污染物只能是非导电性污染物
其他要求	避免将仪器置于加热器、冷却管道或阳光直射的位置

且因 PCR 设备运行过程中会有较多热量排出，安装新机时需和其他实验设备保持足够距离并保证实验室通风良好，以免热气损伤其他设备。以 ABI 7500 系列 PCR 仪为例，其最高热输出功率为 950W，实验环境应能保证在此热输出功率下，室内温度相对恒定。

为保证使用过程中 PCR 设备的电气安全，装机时应确认设备额定功率，并选择余量不低于额定功率的线路接入设备。多数 PCR 设备采用三芯接地插头，输入电源线接入时必须可靠接地，确保电气安全。

（二）日常维护方面

为确保实验的精确性，每次实验结束后应使用棉签蘸适量无水酒精对锥形孔进行擦洗，并用气枪吹干。并于每月对仪器内部进行一次彻底清洁，推荐使用次氯酸钠溶液对锥形孔及热盖进行擦洗清洁。仪器外表面建议用棉布或无纺布蘸适量清水或中性清洁剂擦洗清洁，擦洗清洁过程中注意不能使液体进入仪器内部。严禁使用酸、碱等腐蚀性清洗剂对仪器进行擦洗。对仪器进行清洁保养时要注意，必须关机并断开仪器电源，擦洗时避免划伤系统屏幕。

此外由于仪器内部反复加热，其风扇部分会有热量散出，建议每月对风扇进行清理，防止灰尘堆积而对仪器散热产生影响。如日常实验使用过程中仪器熔断器出现熔断现象，请及时联系专业工程师解决，严禁在电路安全问题尚未排除时私自接通电源或保险装置。且在每月的常规保养中应由院内工程师及使用者共同调整并确定 PCR 仪相关能量输入输出接口（见图 2-35）正常，如电源；信号输入输出接口正常，如 USB 端口；相关安全部件正常，如熔断器、开关等工作状态正常可靠。

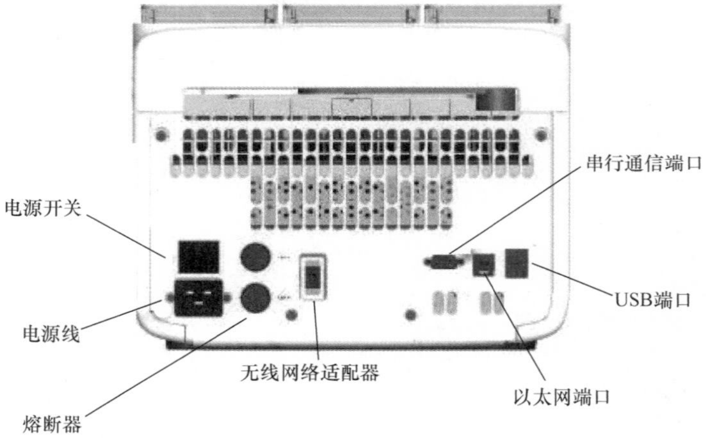

图 2-35　PCR 仪接口示意图

PCR 仪也应遵守医院一般检验设备维护保养规则。日保养由每天使用仪器的人负责保养，主要检查仪器运行是否正常，保证表面清洁，检查零部件是否完整，有无螺钉松动等。周保养由专门管理仪器的人按计划每周进行保养与维护一次。主要检查内部清洁、有无异常情况，并进行局部检查和调整。月保养主要由院内工程师、厂家工程师和专门管理仪器的人共同进行保养，主要包括操作性能测试及调整、电压安全测试、清洁、润滑、检查和更换易损原件。除了按厂家提供的规范保养程序及三级保养外，厂家工程师每年应当定期检查并进行全面的保养与维护。主要检查仪器的安全性、可靠性、电源及接地情况、更换老化或质量不可靠零部件、内部清洁工作及说明书规定的仪器需要检查的程序等。

对于荧光定量 PCR 仪，由于其需要通过荧光手段进行定量实验，故仪器内部设有卤素灯或其他光源作为荧光的激发光源，如图 2-36 所示。

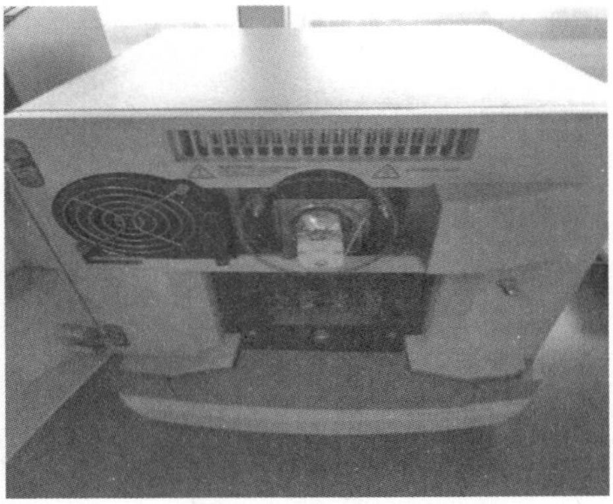

图 2-36　ABI 7500 PCR 仪卤素灯

此类光源为荧光定量 PCR 仪重要配件且一般有固定的使用寿命，应当按照仪器光源灯泡或说明书中标定的使用寿命或每年由生产厂家工程师对仪器光源按操作规程进行保养、校准及更换，以免影响实验操作及实验结果。

以上述 ABI 7500 PCR 仪为例，该仪器使用的光源为 12V 75W 卤素灯，使用寿命为 2000h。应当在光源时间达到 2000h 或使用 1 年时进行更换并在更换卤素灯后进行仪器校准。更换卤素灯应按用户指南给出的如下步骤操作：

1）关机并断开仪器电源，使仪器冷却 15min，避免灼伤。

2）用一字形螺钉旋具插入并打开仪器前门，如图 2-37 所示。

3）滑下灯具释放杆将灯具从槽口中取出，如图 2-38 所示。

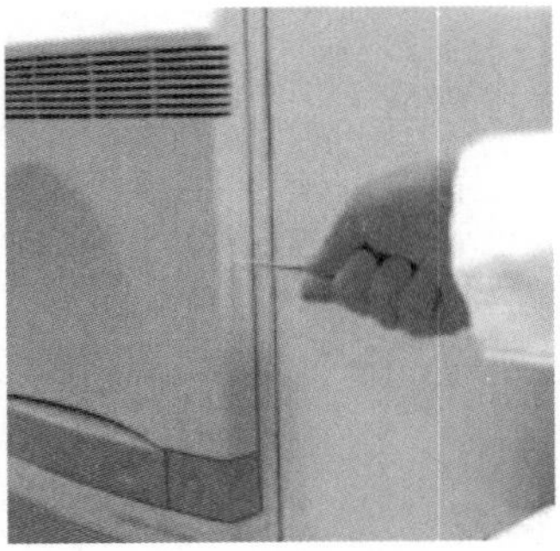

图 2-37　ABI 7500 PCR 仪前门打开方法

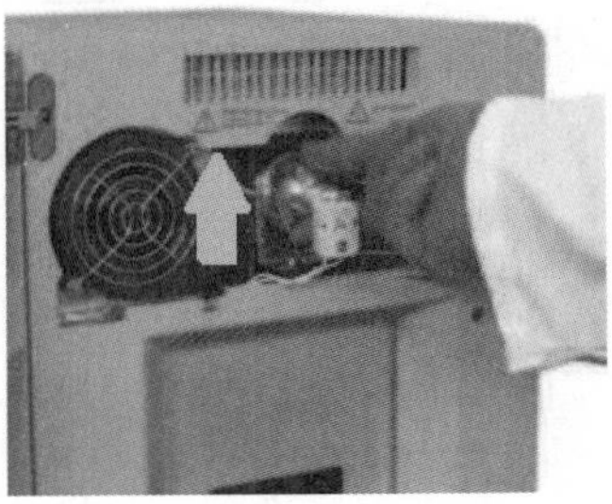

图 2-38　ABI 7500 PCR 仪灯具取出

4）将新灯放入槽口安装座内紧固灯具释放杆，如图 2-39 所示。

5）关闭仪器前门，接通电源并开机。

6）打开“ROI Inspector”对话框选择“Lamp Control”下的“Idle”。

7）当仪器运行时能通过检查门的缝隙看到灯光（见图 2-40），然后单击“Done”按钮，并重置灯具计时，然后请厂家工程师进行仪器 ROI（执行感兴趣区域）校准、背景校准、光学校准及仪器验证。

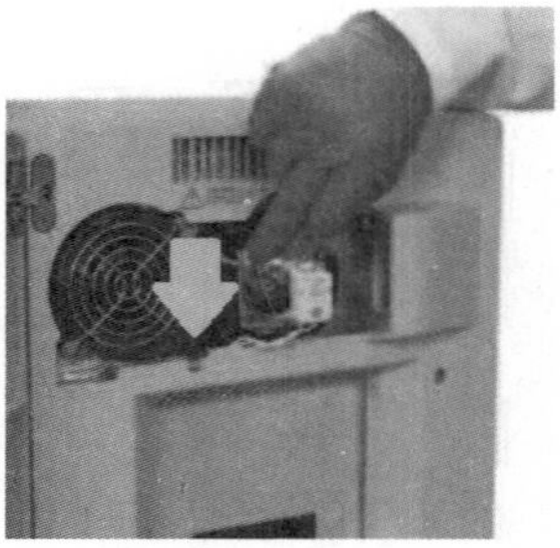

图 2-39　ABI 7500 PCR 仪灯具安装

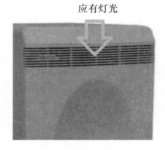

图 2-40　通过检查门的缝隙看到灯光

（三）实验室环境维护方面

如前文所述，PCR 实验室应分为四个独立部分，空气流向也应按照试剂储存和准备区→标本制备区→扩增区→扩增产物分析区的方向进行严格控制，各区域应设有空气压力监测装置对区域空气压力进行监测，区域间压差梯度不宜小于 5Pa，防止发生气溶胶污染。进入工作区应按照与空气流动方向相同的顺序进入，严禁逆行。各工作区内服装，办公用品等应明确标记，不得混用。工作结束后，必须立即对工作区进行清洁。除按实验室规定处理实验垃圾以外，这里推荐使用 254nm 波长的紫外线灯在实验台 60~90cm 范围内照射过夜。

（四）质控计量方面

在质控计量方面，对于荧光定量 PCR 仪，每次实验都必须将检测试剂盒内的质控标准品与待测样本同时放入仪器内，并设置为标准或 Standard 才能保证实验结果定量的准确性。

而对于定期计量检测方面，PCR 仪这一类设备并没有相应的国家标准。但为确保最大程度保障实验、诊断顺利，结果真实可信，对于医疗机构诊断用 PCR 设备应当依据 JJF 1527—2015《聚合酶链式反应分析仪校准规范》以及 YY/T 1173—2010《聚合酶链式反应分析仪》等相关行业标准及计量检定规范文件给出的要求及测试方法进行定期的质控计量。具体计量测试周期文件内并未明文说明，这里推荐若无使用故障，每年对 PCR 仪进行一次质控计量。

这里给出 YY/T 1173—2010《聚合酶链式反应分析仪》标准文件中对于医疗诊

断用 PCR 仪设备质量的各项技术要求：

测试应在环境温度为 15 ℃ ~30 ℃，相对湿度在 20%~85%，大气压力在 85.0kPa，被测试 PCR 仪开机预热 30min，且使用适用于被测试 PCR 仪的试剂，测温工具精度不低于 0.01℃的条件下进行：

（1）升温速率　平均升温速率在 50℃ ~90℃间，应不小于 1.5℃ /s；最大升温速率在 50℃ ~90℃间，应不小于 2.0℃ /s。

（2）降温速率　平均降温速率在 50℃ ~90℃间，应不小于 1.5℃ /s；最大降温速率在 50℃ ~90℃间，应不小于 2.0℃ /s。

（3）模块控温精度　应不大于 0.5℃。

（4）温度准确度　测定值与设置值差值绝对值不大于 0.5℃。

（5）模块温度均匀性　各位置温度差值在 ±1℃内。

（6）温度持续时间准确性　与设置时间相对偏差在 ±5% 范围内。

（7）荧光强度检测重复性　用高、中、低浓度校准染料重复检测，变异系数（*CV*）不大于 3%。

（8）荧光强度检测精密度　在仪器测定范围内选取不少于 10 个检测孔，用高、中、低浓度校准染料进行检测，变异系数（*CV*）不大于 5%。

（9）不同通道荧光干扰　其他通道荧光检测强度不高于目标通道荧光阈值。

（10）样本检测重复性　对高、中、低浓度核酸样本检测，C_t 值或浓度对数值的 *CV* 不大于 3%。

（11）样本线性　对至少 5 个梯度浓度的样本进行检测，各浓度 C_t 值与浓度对数值的线性回归系数 *r* 绝对值不低于 0.980。

（12）荧光线性　对至少 5 个梯度浓度的荧光染料进行检测，各浓度荧光测定值与稀释比例的线性回归系数 *r* 不低于 0.990。

（13）外观　面板图形符号及文字准确清晰无划痕，紧固件连接可靠无松动，运动部件平稳，无卡住、突跳、空回现象，键组回跳灵活。

其余有关电气安全部分请参照 GB 4793.1 及 YY 0648—2008 相关要求。有关环境实验部分请参照 GB/T 14710 相关要求。此外标识、标签和使用说明书等文字内容必须使用中文。说明书、标签和包装标识的文字、符号、表格、数字、照片、图片等应当准确、清晰、规范。标识和使用说明书中所使用的符号还需满足 YY/T 0466.1—2016《医疗器械　用于医疗器械标签、标记和提供信息的符号　第 1 部分：通用要求》文件的相关要求。

二、PCR 仪故障维修

（一）PCR 仪的特点

PCR 仪是一种现代化实验室仪器，具有如下特点：

（1）结构复杂　PCR 仪集光、机、电于一体，使用的器件种类繁多。特别是随着仪器自动化程度的提高、功能的增强，仪器结构更加复杂。

（2）涉及技术领域广　PCR 仪涉及光学、机械、电子、计算机、传感器等众多技术领域，是多学科技术相互渗透和结合的成果。

（3）技术先进　PCR 仪始终跟踪各相关学科的前沿技术，不断应用新材料新器件、新的分析方法等。

（4）精度高　PCR 仪属于精密仪器，要求精度很高。

（5）对环境要求高　由于 PCR 仪的上述特点，其对环境条件的要求较高。

（二）维修 PCR 仪应具备的条件和注意事项

1. 维修人员应具备的素质

（1）良好的工作作风和心理素质　PCR 仪是一种技术先进、结构复杂、涉及领域广的高价值精密仪器，维修时必须做到严谨细致，要求维修人员具备良好的相关基础知识、丰富的工作经验、高度的责任感、认真细致的工作方法，了解仪器的工作原理和结构，做好各项维护措施，保证仪器正常工作。

（2）丰富的专业知识　PCR 仪涉及技术领域广，维修人员应重点掌握电子、光学、机械等基础知识，熟悉仪器的一般原理结构，掌握相关计量测试知识，并具有搜集技术资料的能力。

（3）熟练的操作技能　应能够熟练掌握元器件的测试方法，能够正确阅读仪器结构原理图、电路图等技术资料，掌握各种故障检查方法和维修技能，并具备良好的观察分析、记录和总结能力。

2. 维修应具备的物质条件

工欲善其事必先利其器，维修人员应配备必要的维修工具和耗材，如电烙铁、示波器、信号发生器、稳压电源等常用设备，仪器的易损元件应有意识地建立备件库，以免损坏后临时采购影响维修进度。

3. 技术资料

说明书、维修手册等是重要的技术资料，对于维修有很大的帮助。在实际工作中，维修人员应积极利用随机资料，并善于利用网络搜集相关资料，与厂家工程师多沟通交流，往往可以少走弯路，加快维修进度，提高效率。

（三）PCR 仪故障发生的规律

了解 PCR 仪故障的一般规律，可以制定合理的检修步骤，较快定位故障。

PCR 仪故障发生符合仪器出现故障的一般统计规律，可分为 3 个阶段。在仪器使用的早期，由于各种参数调整不到位、人员操作不熟练等原因，故障发生率较高。经过一段时间的运行，元器件经过磨合、调整，人员操作熟练，仪器稳定运行，故障发生率较低。经过长时间运行后，随着易损元件、结构的磨损，损耗程度逐渐增加，仪器故障发生率有逐渐上升。整个过程体现为浴盆曲线，如图 2-41 所示。

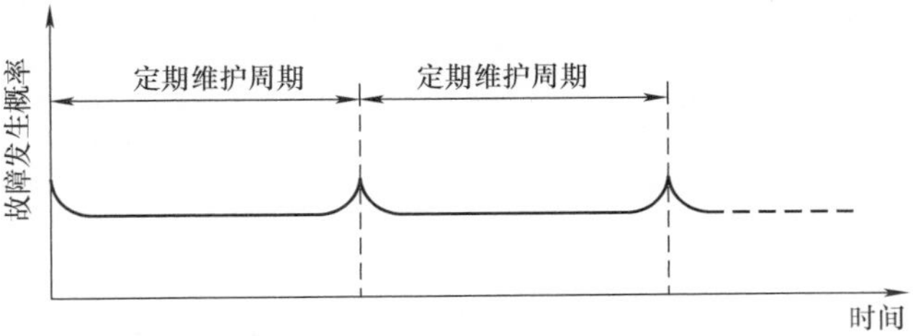

图 2-41　PCR 仪的故障发生率曲线

一般仪器的早期故障多发生于电子元器件，损耗期故障多见于机械、光学部件。

（四）PCR 仪常见故障原因与处理原则

1. 元件损坏造成的故障

PCR 仪常用元件的故障见表 2-2。

表 2-2　PCR 仪常用元件的故障

元件	性能下降的表现	损坏的表现
二极管	单向导通性或稳压等功能降低	电压或电流过大造成击穿
晶体管	特性参数改变造成工作点漂移	电压或电流过大造成击穿
集成电路	长期使用后性能下降	供电故障造成击穿
电阻	阻值改变	超过最大功率而烧断
电容	容量下降	电压或电流过大造成过热或击穿
光学元件	霉变、粉尘污染、位移	标准品定量曲线形状畸变

（续）

元件	性能下降的表现	损坏的表现
接插件	接触不良	接插处易松脱
机械部件	长期使用后磨损，精度下降	磨损、异响等
电压模块	输出电压下降，带负载能力不足	无输出

一般的 PCR 仪可以大致分为电源供给部分、温度控制部分、时间控制部分及输入输出部分（一般与计算机相连）。对于荧光定量 PCR 仪或数字 PCR 仪还应有荧光激发及接收部分和数据后处理部分。各部分结构功能及复杂程度不同，所以即使相同元件损坏，因其所处仪器部位不同，维修方案也并不相同。PCR 仪各部分功能特点及维修建议见表 2-3。一般来说，PCR 仪的电源供给部分和输入输出部分和一般仪器设备差别不大，若出现故障可以拆开自修。而温度控制部分与时间控制部分是 PCR 仪核心部分，如经故障检测发现是常用且不携带内部程序的元件（如电阻、电容等）可以自行更换同规格元件。

表 2-3　PCR 仪各部分功能特点及维修建议

故障部分	功能特点	维修建议
电源供给部分	与一般仪器设备差别不大	可以拆开自行检测维修
温度、时间控制部分	PCR 仪核心部分	对于常见非集成元器件（如电阻、电容等）可以自行维修
输入输出部分	一般与计算机相连，起数据传输作用	可以拆开自行检测维修
荧光激发与接收部分	用于激发反应液荧光并收集荧光信号	部分仪器灯具可以按照使用说明书自行更换，更换时要注意灯具型号及波长，但更换后定标及调试工作需求助厂家工程师完成。其他部分由于与定量结果相关，不建议自行维修
数据后处理部分	一般为闭源算法，集成于配套计算机软件中	难以自行检测维修，需求助厂家工程师

2. 元件损耗、性能下降引起的故障

仪器长期使用后，元件性能下降，可逐渐出现故障，因此应对易损元件加强维护，及时更换老化元件，延长仪器寿命。如荧光定量 PCR 仪所用的激发光源一般

有使用寿命，需定期进行检查、更换，具体更换步骤实例请见前文，这里不再重复说明。

3. 环境引起的故障

主要由于使用环境条件达不到使用要求所致，如电压、温度、湿度或实验环境污染等，此类故障只要改善使用环境即可解决。

4. 人为故障

操作使用不当引起的故障，多数是由于使用者不熟悉或不注意操作规程、仪器性能所导致，一般按规程操作可以解决，严重时可能损坏仪器。使用者应经过必要的培训，熟悉操作规程，正确使用仪器。

（五）PCR 仪检修的一般步骤和常用方法

1. PCR 仪检修的一般步骤

（1）了解故障相关情况　维修时不宜急于上手拆卸，首先要了解仪器相关情况，包括仪器使用情况、维修史等，重点是故障发生前后的操作和异常现象，有利于快速查找故障原因。

（2）判断故障部位　可以在掌握仪器工作原理、结构框图等资料的基础上进行排查。现代 PCR 仪多具有错误报警或系统日志功能，检测到异常时会有相应提示，对照相关资料可以知道大体的故障原因，缩小排查范围，仔细分析判断后找出故障部位。有些 PCR 仪还带有维修诊断程序，可以监测电压、温度等关键点数值，仔细分析这些数值往往可以较快地确定故障原因。

根据提示对仪器进行检查，首先肉眼检查器件是否有物理上的明显异常，如烧焦、断裂、污点等，光学部分要检查是否有污染、位移等，机械部分要检查是否有松动、泄漏等，其次使用相应测量工具对重点怀疑部位进行检查，电路部分应测量电源输出是否正常，大功率器件是否损坏。

（3）排除故障　确定故障部位后，要根据故障原因进行相应处理，主要通过更换损坏的元器件、调整相关参数等方法进行修复。在排除故障过程中要注意几点：

1）更换元器件尽量选用与原型号一致的，无法买到的可在理解元器件作用的基础上进行代换，替代型号的参数应不小于原有型号。

2）断开电源进行维修，高压部分或电容等储能元件要放电方可进行维修。

3）集成电路芯片要防止静电击穿损坏，焊接时防止过热导致损坏。

4）更换、调整光学部件时要避免污染，清洗时要选用合适的清洗剂和方法。

（4）检测　维修完成后要和使用人员共同检测，执行相应的质控程序，确认完全修复。

2. PCR仪检修的常用方法

（1）参数测量法　参数测量法是最常用的方法之一，适用于电子线路，主要通过万用表、示波器等仪表检查线路中特征点的电压、电流、电阻等参数，发现异常值来确定故障元件。常见如二极管、开关管击穿，电阻烧断，电容容量下降等均可通过测量发现，主要适用于元件级维修。

（2）等效替代法　等效替代法是用完好的电路板、部件来替代怀疑有故障的部分，可以较快地确定故障部位，缺点是必须有功能正常的电路板或部件，维修成本较高，主要适用于板级维修。有时可以将某两个通道的电路板对调，看故障是否有变化。替换时必须要检查编号或型号一致，而且电源部分要工作正常，以防损坏正常部件。

（3）整机对照法　整机对照法是对比正常仪器和故障仪器的参数异同来确定故障部位的方法，需要有一台同型号或主要部件相同的完好仪器，可以和等效替代法结合使用。

（4）最小系统法　最小系统法是将仪器的辅助功能部分断开，只保留必要的部分看其是否正常，如正常可逐步介入辅助功能部分，可缩小排查范围。

以上方法常根据故障情况和现场条件结合使用，可以理清维修思路，较快地确定故障部位和维修方案，提高工作效率。

（六）常见故障

1. 一般性故障解决思路

（1）荧光染料污染样品孔　请工程师清洁样品孔。

（2）PCR管熔化　可能是温度传感器出问题或是热盖出问题，需工程师检修。

（3）个别孔扩增效率差异很大　半导体加热的仪器使用久了就可能出现这个故障，可能的原因是半导体模块出现坏点，需工程师检修。

（4）荧光强度减弱或不稳定　原因有滤光片发霉或有水气等，需工程师检修；光源损耗（以卤钨灯为光源的），需更换光源；需调节检测元件灵敏度，也需工程师调试。

（5）仪器工作时出现噪声　可能的原因是PCR管没有放好，对于空气加热的仪器，可自行检查；风扇松动，需工程师检修。

（6）仪器采集荧光时有不正常的噪声　某些光纤传导信号的定量PCR仪可能出现这一问题，需工程师检修或更换配件。

（7）机器搬动后不能正常工作或不能正常采集荧光信号　对于某些光路系统复杂的仪器，应尽量避免自行搬动仪器。出现这种情况后需工程师重新调试。

2. 部分维修案例分析

ABI 7300 型实时荧光定量 PCR 仪开机光源灯不亮。查看了设备系统日志，报错信息如下："Lamp：Lamp current below acceptable range"。首先测量灯泡状态，发现灯泡完好但没有 12V 电压输入，检查供电电路 TP24、TP2（+12V Lamp）测试点均无 12V 灯泡电压。继续向前检查，发现 MOSFET 的 3 个极均已击穿，确定该元件已经烧坏，更换后试机正常。

Chapter 第三章

3 影响 PCR 扩增质量因素分析

第一节 温度和时间对 PCR 扩增结果影响的实验研究

聚合酶链反应（PCR），是模板 DNA 先经高温变性为单链，在 DNA 聚合酶和适宜的温度下，两条引物分别与模板 DNA 两条链上的一段互补序列发生退火，接着在 DNA 聚合酶的催化下以四种 dNTP 为底物，使退火引物得以延伸，如此反复变性、退火和 DNA 合成这一循环，使位于两段已知序列之间的 DNA 片段呈几何级数扩增。PCR 技术是众所周知的分子生物学技术之一，其作为一种通用检测技术，在诸多领域得到应用，可以涉及：植物检疫（植物病虫害）、动植物种类分类鉴定、转基因动植物检测、动物疫病检测、病原微生物检测（包括食品、环境、水质、空气等介质，如新冠病毒检测）、过敏源检测、转基因食品检测、濒危物种鉴定、公安刑侦鉴定、亲子鉴定、考古研究、医学遗传性病筛查、新生儿遗传疾病筛查、健康人群基因缺陷筛查等检测技术领域。

有关该技术原理和应用方面，已在本书前面章节有详细的介绍，本章不再展开详解。对于 PCR 技术检测结果质量的影响因素，目前有很多报道。综合起来，PCR 检测质量的影响因素可能大致源于人员、仪器、方法、环境、试剂五个方面。例如，其中人员操作是至关重要的方面，同样的试剂，由于核酸提取操作方面的差异，或者由于反应体系配置操作方面的差异，可能对结果产生重大影响。本书的关注重点不是这些质量影响因素，本书要关注的是 PCR 设备对于检测结果的影响。首先，PCR 仪温度特性的好坏直接影响到扩增的结果。已有多篇报道显示，这些温度特性包括温度的准确性、每次实验的温度重复性、孔的温度均匀性、PCR 仪的恒温时间（Hold-Time）、升降温速率的高低等，它们对普通 PCR 仪和实时荧光 PCR 仪的扩增效果有影响。但是不同的 PCR 仪生产厂家，甚至同一厂家不同型号的 PCR 仪，其热特性参数都可能不同，即使是同一台 PCR 仪，使用时间长了也会引起热特性参数的改变，其升降温速率、温度准确性和各孔之间的温度一致性等也不同，个别孔（特别是处于模块边缘处的孔）的温度与程序设定温度的偏差可能较大，但很多使用者并不知道实验出现偏差或扩增结果不理想甚至出现假阴性等现象，很可能是因为 PCR 仪的温度特性不理想所造成的。

虽然有多篇文献报道以上因素对 PCR 检测结果有影响，但目前我国没有一个权威的机构和专门工具对 PCR 仪的温度进行检测和认证，目前已有的校准规范，对温度等各项指标的偏差判定值，由于无权威数据支撑，也仅仅是参考数据。因此，有必要对 PCR 仪进行温度等指标测定和分析，客观地评估其影响程度，为今后校准实验室实施校准和制定校准规范，为检测实验室实施质量控制提供可借鉴的参考依据。在本节中将重点探讨这些因素对于 PCR 检测结果的影响。

下面将介绍作者使用不同厂家、不同型号的 PCR 仪，对于温度偏差、PCR 仪的恒温时间、升降温速率等方面进行的试验研究和结果分析。

一、PCR 仪温度偏差影响的研究

在温度偏差方面，作者使用不同基因片段，包括：新冠假病毒片段、转基因玉米 MON863 基因片段、细菌毒力基因片段等开展了温度偏差影响的研究。

（一）新冠假病毒基因片段的实验研究

1. 实验方法

（1）引物　上游引物 F、下游引物 R。

（2）探针　TB Green Premix Ex Taq II（2×）。

（3）使用方法　RR820A 染色法。

（4）样品或质控品　新冠假病毒。

（5）模板　质粒标准品进行稀释（50000ng/μL~3.2 ng/μL）。

（6）反应体系　反应体系见表 3-1。

（7）反应条件　预变性 95℃ ×30s；PCR 反应 95℃ ×3s，60℃ ×30s，读取荧光数据，40 个循环。反应后进行熔解曲线分析。

（8）设备　本次实验使用的仪器为 ABI 7500 Fast 型荧光定量 PCR 仪（购于 2017 年 4 月），其校准结果如下：

1）温度示值误差：−0.6℃。

2）温度均匀性：0.7℃。

3）升温速率：1.7℃ /s。

4）降温速率：1.6℃ /s。

5）样本示值误差：-2×10^4 copies/μL。

6）样本线性：$R=0.99$。

表 3-1　反应体系

TB Green Premix Ex Taq II（2×）	10μL
上游引物 F	0.8μL
下游引物 R	0.8μL
ROX DyeII	0.4μL
模板	2μL
ddH_2O	6μL

（9）设定参数　本实验在其他实验条件不变的前提下（操作人员、样品批次、使用设备），仅人为改变单一阶段实验温度，考察温度对于本类样品 PCR 检测结果的影响。设定参数如下：

1）原程序：预变性 95℃ ×30s；PCR 反应 95℃ ×3s，60℃ ×30s，读取荧光数据，40 个循环。

2）调整温度：原温度 ±2℃。预变性 93℃或 97℃ ×30s；PCR 反应 93℃或 97℃ ×3s，58℃或 62℃ ×30s，读取荧光数据，40 个循环。

2. 结果分析

（1）原程序温度　实验程序（中浓度、原程序温度）：预变性 95℃ ×30s，PCR 反应 95℃ ×3s，60℃ ×30s，读取荧光数据，40 个循环。根据标准品 C_t 平均值和标准品拷贝数拟合标准曲线，如图 3-1 所示。

根据实验样品的 C_t 平均值及以上标准曲线，可计算出实验样品拷贝数。样品原浓度和稀释 1 倍后的样品均能够检出 SARS-CoV-2 假病毒基因片段。原程序条件下样品浓度降低（稀释）并未影响结果的检出，检测结果见表 3-2。

熔解曲线是为了验证扩增产物特异性的，如图 3-2 所示，该实验熔解曲线单一，说明上述实验均为特异性扩增。

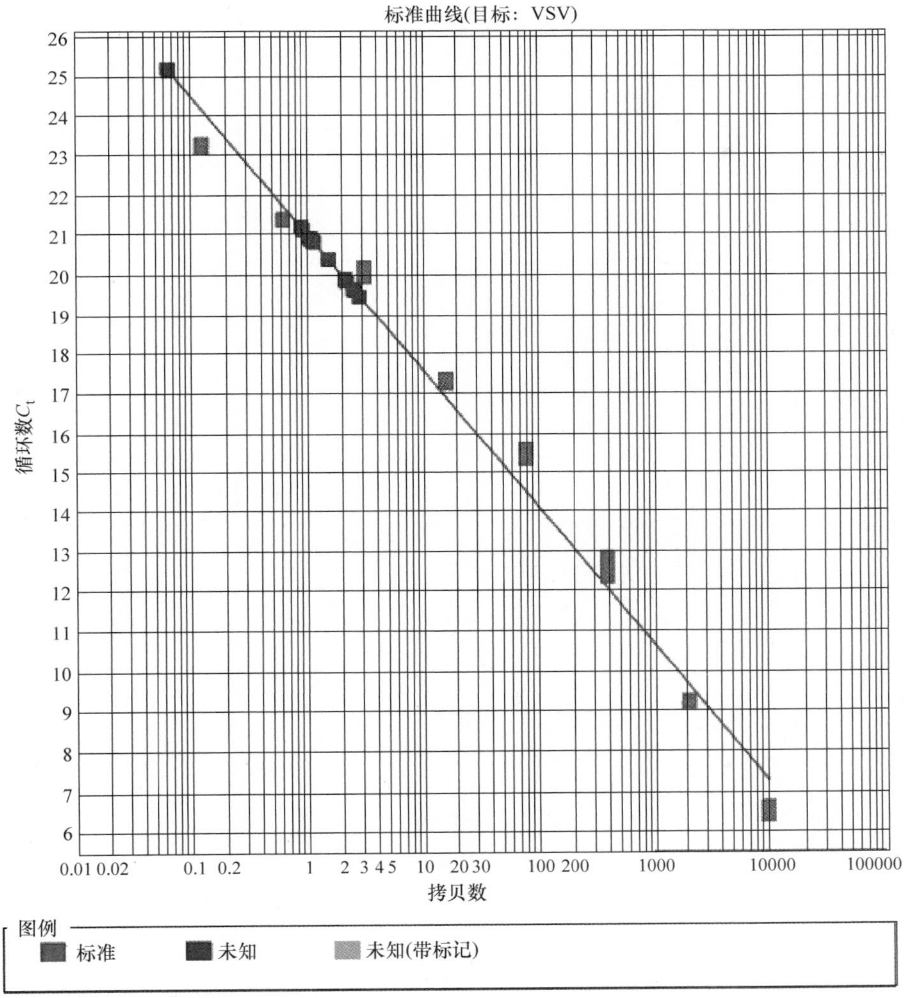

图 3-1 SARS-CoV-2 假病毒基因片段标准曲线拟合

表 3-2 原程序下原浓度、1× 稀释样品 C_t 值

样品	目标	C_t	C_t 平均值	备注
Sample 1	VSV	19.59	19.59	
Sample 2	VSV	19.92	19.92	原浓度
Sample 3	VSV	19.68	19.68	
Sample 4	VSV	20.20	20.20	
Sample 5	VSV	20.06	20.06	1× 稀释
Sample 6	VSV	20.04	20.04	
Sample 7	VSV	19.89	19.89	
Sample 8	VSV	19.95	19.95	原浓度
Sample 9	VSV	19.90	19.90	
Sample 10	VSV	20.52	20.52	
Sample 11	VSV	20.40	20.40	
Sample 12	VSV	20.73	20.73	
Sample 13	VSV	19.91	19.91	
Sample 14	VSV	19.53	19.53	原浓度
Sample 15	VSV	19.92	19.92	
Sample 16	VSV	19.71	19.71	
Sample 17	VSV	19.69	19.69	
Sample 18	VSV	19.70	19.70	

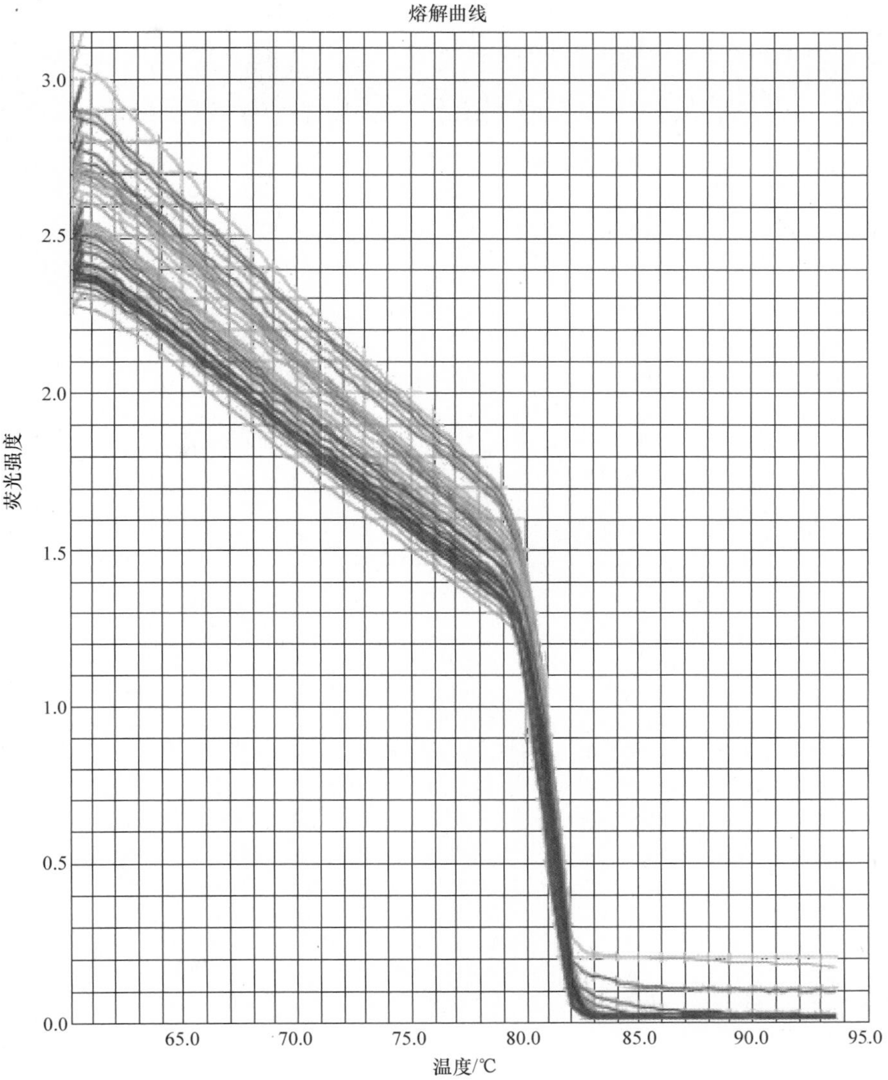

图 3-2 原程序下原浓度、1× 稀释样品熔解曲线

（2）低温程序　实验程序（中浓度，温度降低 2℃）：预变性 93℃ ×30s；PCR 反应 93℃ ×3s，58℃ ×30s，读取荧光数据，40 个循环。检测结果如表 3-3 和图 3-3 所示。根据试验样品检出 C_t 值，样品原浓度和稀释 1 倍后均能够检出 SARS-CoV-2 假病毒基因片段。程序温度降低 2℃并未影响原浓度样品和低浓度（稀释）样品结果的检出。

表 3-3　低温程序下原浓度、1× 稀释样品 C_t 值

样品	目标	C_t	C_t 平均值	备注
Sample 1	VSV	20.08	20.08	
Sample 2	VSV	19.98	19.98	原浓度
Sample 3	VSV	20.05	20.05	
Sample 4	VSV	21.08	21.08	
Sample 5	VSV	21.01	21.01	
Sample 6	VSV	21.11	21.11	
Sample 7	VSV	20.24	20.24	
Sample 8	VSV	20.21	20.21	原浓度
Sample 9	VSV	20.30	20.30	
Sample 10	VSV	21.43	21.43	
Sample 11	VSV	21.46	21.46	
Sample 12	VSV	21.60	21.60	
Sample 13	VSV	20.78	20.78	
Sample 14	VSV	20.80	20.80	原浓度
Sample 15	VSV	20.69	20.69	
Sample 16	VSV	20.91	20.91	
Sample 17	VSV	20.82	20.82	
Sample 18	VSV	20.78	20.78	

熔解曲线是为了验证扩增产物特异性的，如图 3-3 所示，该实验熔解曲线单一，说明上述实验均为特异性扩增。

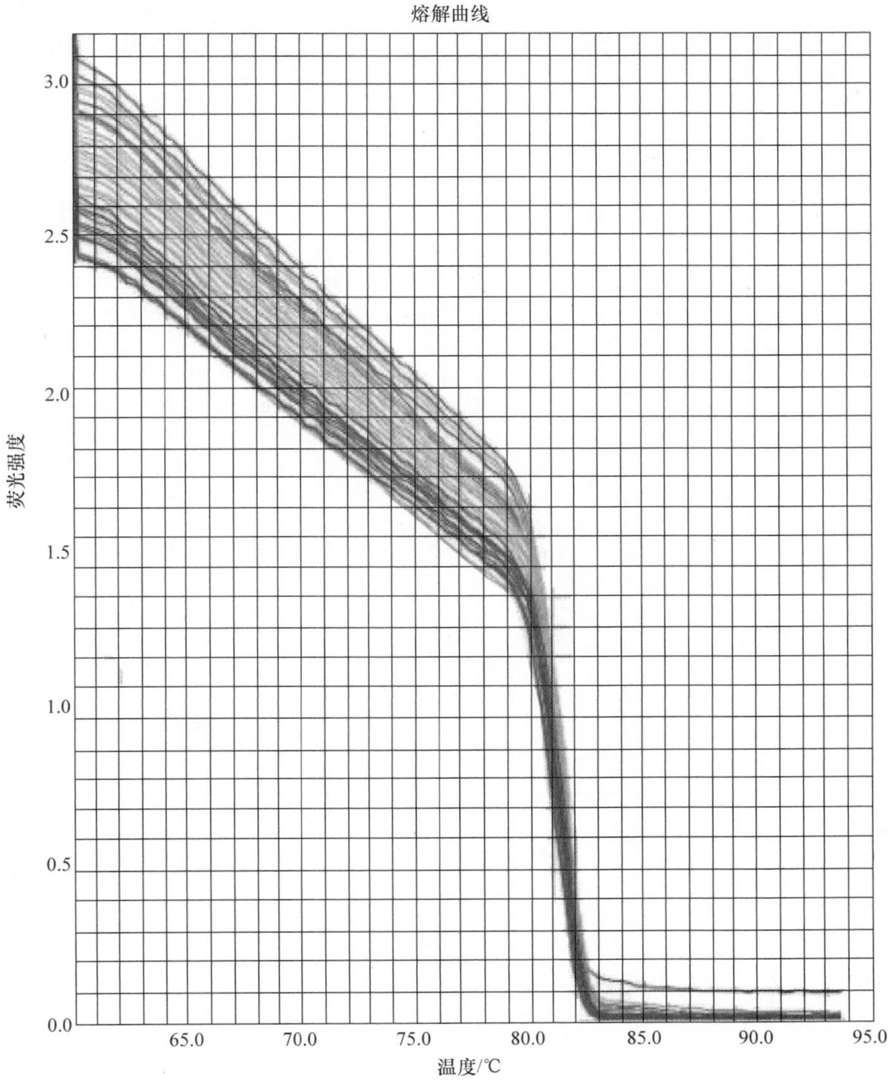

图 3-3 低温程序下原浓度、1× 稀释样品熔解曲线

（3）高温程序　实验程序（中浓度，温度升高 2℃）：预变性 97℃ ×30s；PCR 反应 97℃ ×3s，62℃ ×30s，读取荧光数据，40 个循环。检测结果如表 3-4 和图 3-4 所示。根据试验样品检出 C_t 值，样品原浓度和稀释 1 倍后均能够检出 SARS-CoV-2 假病毒基因片段。程序温度升高 2℃并未影响原浓度样品和低浓度（稀释）样品结果的检出。

表 3-4　高温程序下原浓度、1× 稀释样品 C_t 值

样品	目标	C_t	C_t 平均值	备注
Sample 1	VSV	19.87	19.87	
Sample 2	VSV	19.93	19.93	原浓度
Sample 3	VSV	19.91	19.91	
Sample 4	VSV	20.93	20.93	
Sample 5	VSV	20.89	20.89	
Sample 6	VSV	20.97	20.97	
Sample 7	VSV	20.43	20.43	原浓度
Sample 8	VSV	25.22	25.22	
Sample 9	VSV	25.18	25.18	
Sample 10	VSV	21.17	21.17	
Sample 11	VSV	21.18	21.18	
Sample 12	VSV	21.25	21.25	
Sample 13	VSV	19.47	19.47	
Sample 14	VSV	19.61	19.61	原浓度
Sample 15	VSV	19.68	19.68	
Sample 16	VSV	20.84	20.84	
Sample 17	VSV	20.82	20.82	
Sample 18	VSV	20.95	20.95	

熔解曲线是为了验证扩增产物特异性的，如图 3-4 所示，该实验熔解曲线单一，说明上述实验均为特异性扩增。

（4）样品浓度的影响　实验程序（低浓度，原程序温度）：进行 7 个梯度稀释（每梯度稀释 1 倍）。预变性 95℃ ×30s；PCR 反应 95℃ ×3s，60℃ ×30s，读取荧光数据，40 个循环。检测结果如表 3-5 和图 3-5 所示。根据实验样品检出 C_t 值，样品原浓度和梯度稀释后均能够检出 SARS-CoV-2 假病毒基因片段。在原程序条件下，降低样品浓度（梯度稀释），并未影响结果的检出。

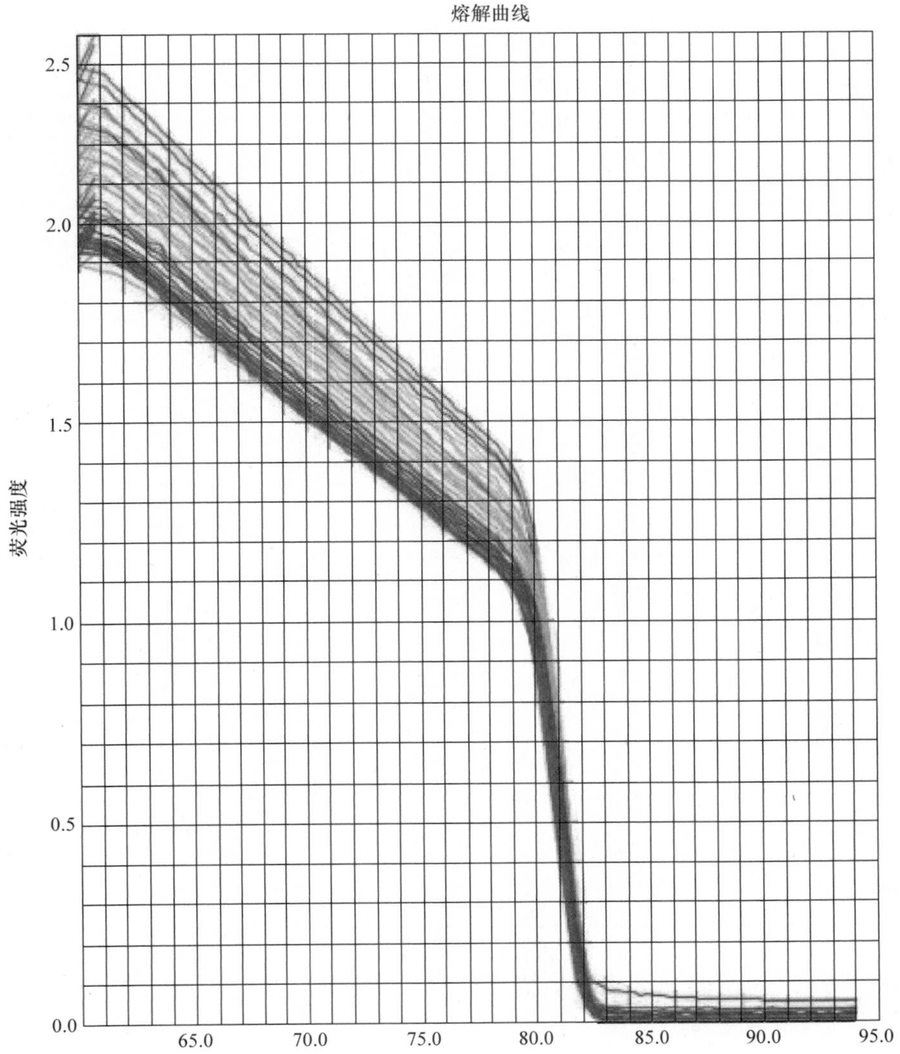

图 3-4　高温程序下原浓度、1× 稀释样品熔解曲线

表 3-5　原程序下梯度稀释样品 C_t 值

样品	目标	C_t	C_t 平均值	备注
Sample 1	VSV	19.52	19.52	原浓度
Sample 2	VSV	19.59	19.59	
Sample 3	VSV	20.56	20.56	稀释 2^1 倍
Sample 4	VSV	20.48	20.48	
Sample 5	VSV	21.15	21.15	稀释 2^2 倍
Sample 6	VSV	21.31	21.31	
Sample 7	VSV	22.83	22.83	稀释 2^3 倍
Sample 8	VSV	22.81	22.81	
Sample 9	VSV	23.25	23.25	稀释 2^4 倍
Sample 10	VSV	23.20	23.20	
Sample 11	VSV	24.31	24.31	稀释 2^5 倍
Sample 12	VSV	24.33	24.33	
Sample 13	VSV	25.38	25.38	稀释 2^6 倍
Sample 14	VSV	25.32	25.32	
Sample 15	VSV	26.13	26.13	稀释 2^7 倍
Sample 16	VSV	26.08	26.08	

熔解曲线是为了验证扩增产物特异性的，如图 3-5 所示，该实验熔解曲线单一，说明上述实验均为特异性扩增。

（5）样品浓度与低温程序　实验程序（低浓度，温度降低 2℃）：进行 7 个梯度稀释（每梯度稀释 1 倍）。预变性 93℃ ×30s；PCR 反应 93℃ ×3s，58℃ ×30s，读取荧光数据，40 个循环。检测结果如表 3-6 和图 3-6 所示。根据实验样品检出 C_t 值，样品原浓度和梯度稀释后均能够检出 SARS-CoV-2 假病毒基因片段。程序温度降低 2℃并未影响降低样品浓度（梯度稀释）结果的检出。

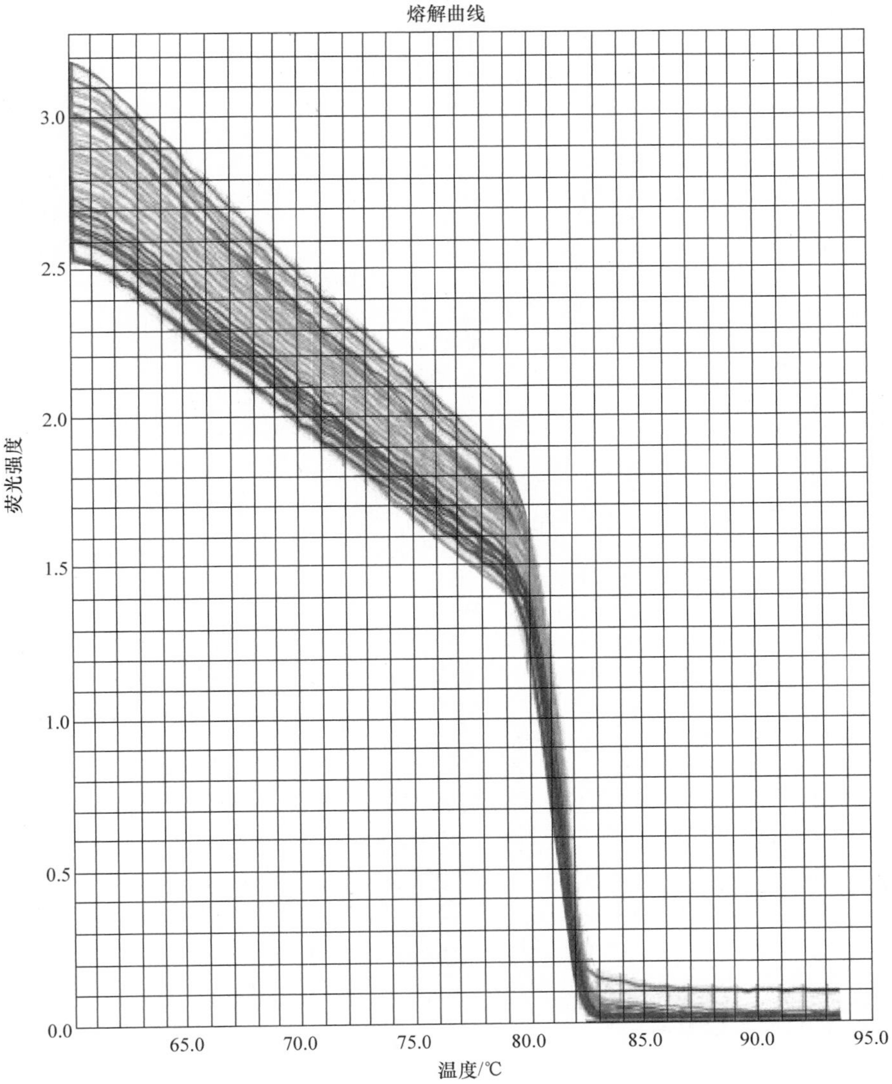

图 3-5　原程序下梯度稀释样品熔解曲线

表 3-6 低温程序下梯度稀释样品 C_t 值

样品	目标	C_t	C_t 平均值	备注
Sample 1	VSV	19.91	19.91	原浓度
Sample 2	VSV	19.88	19.88	
Sample 3	VSV	20.91	20.91	稀释 2^1 倍
Sample 4	VSV	20.92	20.92	
Sample 5	VSV	21.42	21.42	稀释 2^2 倍
Sample 6	VSV	21.58	21.58	
Sample 7	VSV	23.14	23.14	稀释 2^3 倍
Sample 8	VSV	23.41	23.41	
Sample 9	VSV	23.60	23.60	稀释 2^4 倍
Sample 10	VSV	23.89	23.89	
Sample 11	VSV	24.65	24.65	稀释 2^5 倍
Sample 12	VSV	24.75	24.75	
Sample 13	VSV	25.63	25.63	稀释 2^6 倍
Sample 14	VSV	25.73	25.73	
Sample 15	VSV	26.53	26.53	稀释 2^7 倍
Sample 16	VSV	26.67	26.67	

熔解曲线是为了验证扩增产物特异性的，如图 3-6 所示，该实验熔解曲线单一，

说明上述实验均为特异性扩增。

（6）验证 ABI 7500 Fast 进反应板不同位置温度差异对检测结果的影响 位置实验程序：预变性 95℃ ×30s；PCR 反应 95℃ ×3s，60℃ ×30s，读取荧光数据，40 个循环。样品摆放位置如图 3-7 所示。

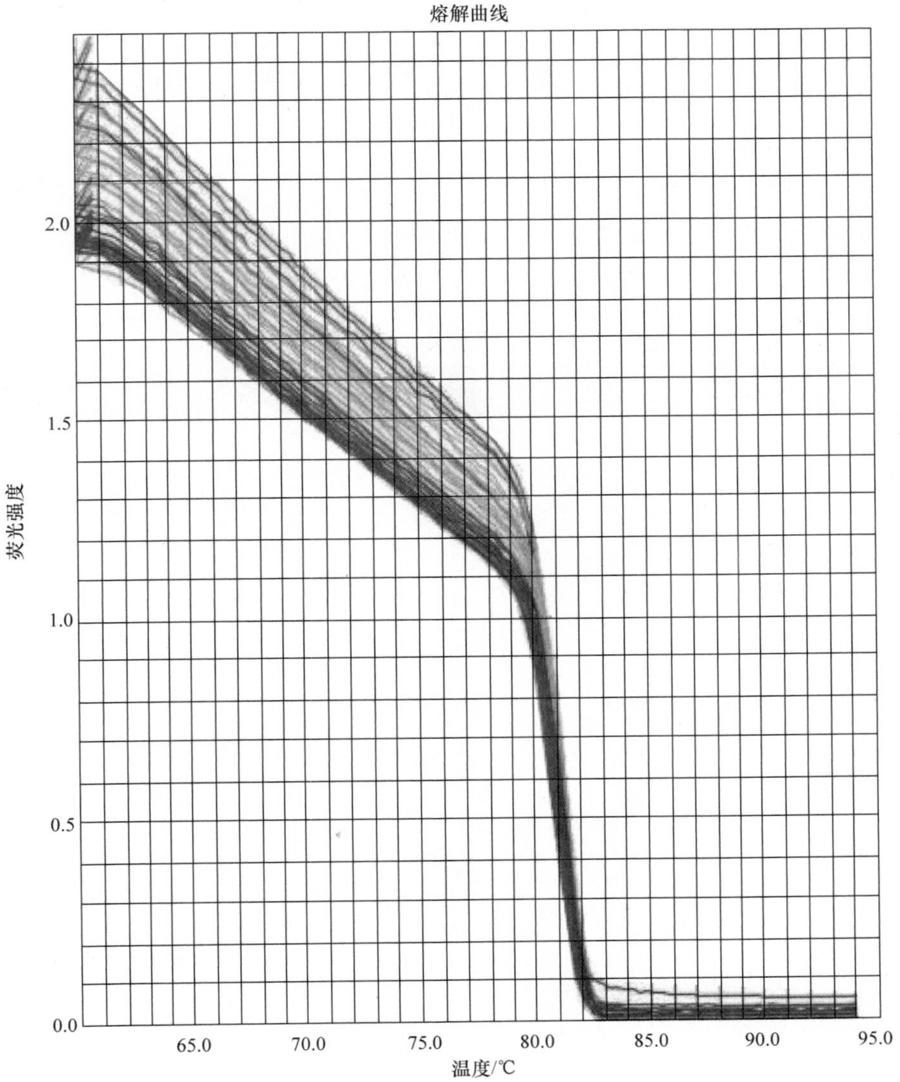

图 3-6 低温程序下梯度稀释样品熔解曲线

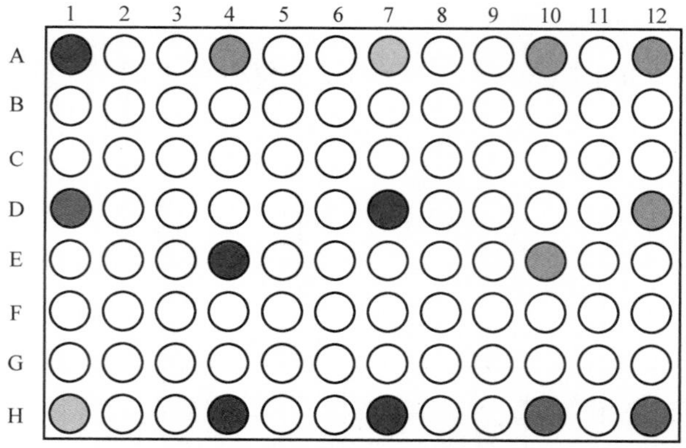

图 3-7　样品摆放位置

由实验结果（见表 3-7、图 3-8、图 3-9）可见，不同位置之间存在温度差异，但均匀性满足规程要求的允差，实验结果并未引起检测结果的明显变化。不同位置均能够检出 SARS-CoV-2 假病毒基因片段，即位置不同并未影响结果的检出。

表 3-7　位置实验样品 C_t 值

样品	目标	C_t	C_t 平均值	备注
Sample 1	VSV	26.57	26.57	
Sample 2	VSV	26.51	26.51	
Sample 3	VSV	26.56	26.56	
Sample 4	VSV	26.51	26.51	
Sample 5	VSV	26.82	26.82	
Sample 6	VSV	26.88	26.88	
Sample 7	VSV	26.79	26.79	
Sample 8	VSV	26.87	26.87	
Sample 9	VSV	26.89	26.89	
Sample 10	VSV	26.97	26.97	
Sample 11	VSV	26.81	26.81	
Sample 12	VSV	26.83	26.83	
Sample 13	VSV	26.74	26.74	
Sample 14	VSV	26.90	26.90	
Sample 15	VSV	26.91	26.91	

熔解曲线是为了验证扩增产物特异性的，如图 3-8 所示，该实验熔解曲线单一，说明上述实验均为特异性扩增。

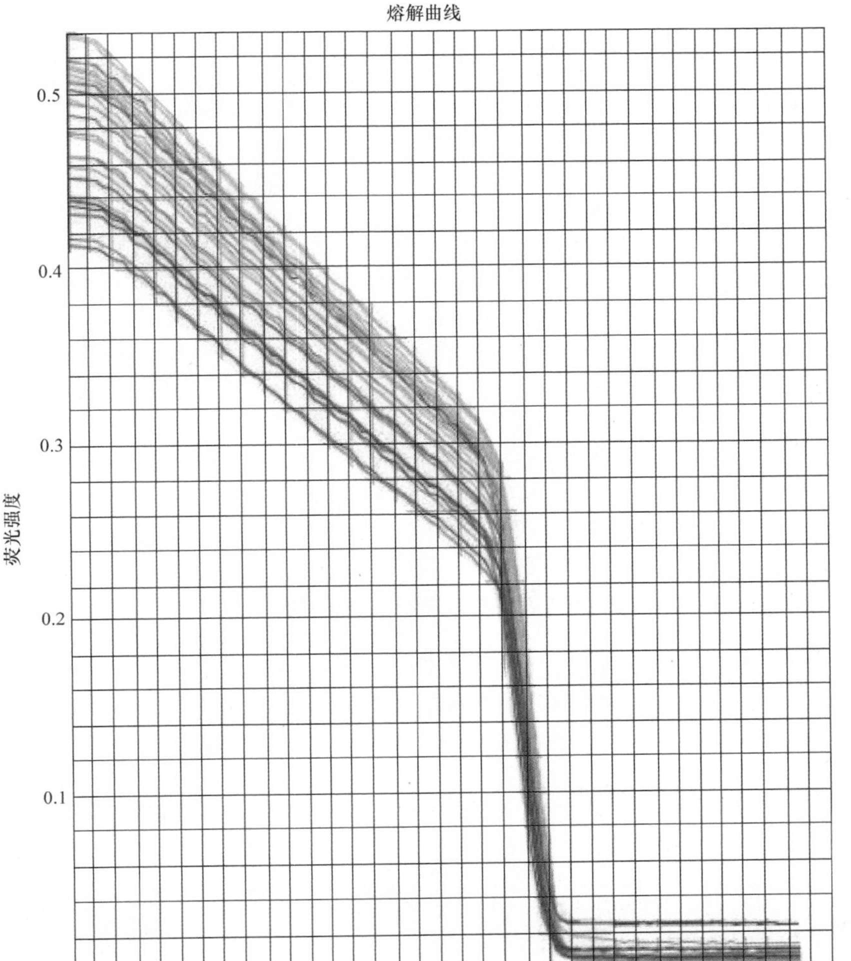

图 3-8 位置实验熔解曲线

该实验从仪器程序中，导出的结果如图 3-9 所示。

3. 讨论与结论

综合上述，为了研究温度偏差对扩增效果的影响，本次实验将原程序的实验温度人为上下调整 2℃，对本实验样品的检测结果没有实质影响，结论未发生变化（均为可检出）。空间均匀性符合校准规范要求，对检测结果也没有实质影响。该结果也可能是因为本次实验研究使用的模板浓度较高，即使稀释后样品扩增后的 C_t 值均在 30 以下，说明当 PCR 反应体系中模板浓度较高时，温度偏差对 PCR 扩增效果的影响不明显。在后续的细菌毒理基因实验研究中也有数据显示，对高浓度模板的扩增结果虽然无颠覆性影响，但对扩增的 C_t 值还是存在影响的。

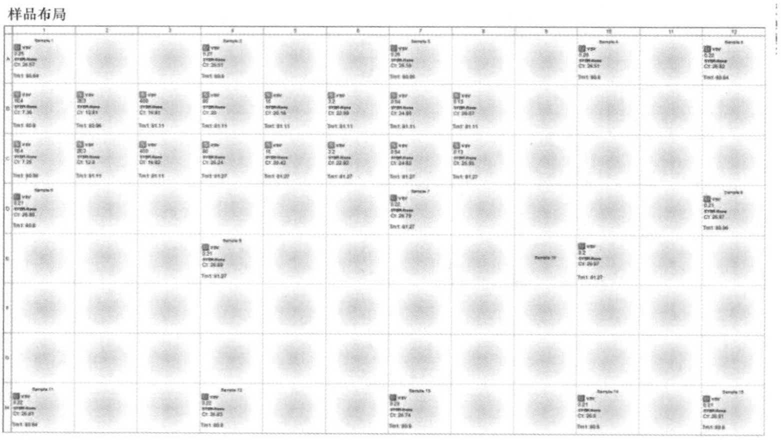

图 3-9　样品定量结果

（二）转基因玉米 MON863 基因片段的实验研究

1. 实验方法

（1）参照方法　实验方法和结果判定参照 SN/T 1196—2018《转基因成分检测 玉米检测方法》。

（2）引物探针　引物探针见表 3-8。

表 3-8　引物探针

名称	序列
MON863-F	5′-gtaggatcggaaagcttggtac-3′
MON863-R	5′-tgttacggcctaaatgctgaact-3′
MON863-P	5′-tggaacacccatccgaacaagtagggtca -3′

（3）试剂厂家　转基因玉米 MON863 标准物质，进口标准品购自欧洲标准局（IRMM）；引物探针，由上海生工生物工程技术服务有限公司合成；ddPCR Supermix for Probes（no Dutp），Bio-Rad 公司；ddPCR Droplet Generation Oil，Bio-Rad 公司；ddPCR Droplet Reader Oil，Bio-Rad 公司；垫片、发生盒等，Bio-Rad 公司。

（4）主要仪器设备　II 级生物安全柜，Thermo 公司；DHZ-DA 冷冻恒温振荡器，苏州培英实验设备有限公司；NanoDrop 2000 核酸蛋白测定仪，Thermo 公司；7500 Fast 定量 PCR 仪，ABI 公司；CFX96™ Real-Time System，Bio-Rad 公司；QX200™ Droplet Digital PCR 系统，Bio-Rad 公司。

（5）反应体系　CFX96 反应体系见表 3-9，7500 Fast 反应体系见表 3-10。

表 3-9　CFX96 反应体系

试剂名称	终浓度	体积 /μL
Premix Ex Taq	1×	12.5
内源 -F	150nmol/L	0.625
内源 -R	150nmol/L	0.625
内源 -P	50nmol/L	1.25
ddH_2O	—	8
DNA（40ng/μL~50ng/μL）	—	2
总计	—	25

表 3-10　7500 Fast 反应体系

试剂名称	终浓度	体积 /μL
Premix Ex Taq	1×	12.5
内源 -F	150nmol/L	0.625
内源 -R	150nmol/L	0.625
内源 -P	50nmol/L	1.25
ddH_2O	—	7.75
Rox Reference Dye Ⅱ	—	0.25
DNA（40ng/μL~50ng/μL）	—	2
总计	—	25

（6）反应程序　荧光定量 PCR 反应程序见表 3-11。

表 3-11　荧光定量 PCR 反应程序

温度 /℃	时间 /min	循环次数
50	2	—
95	10	45
95	0.5	
60	1	—

（7）试验样品及仪器　MON863 质粒 DNA 浓度为 5.78×10^{10}copies/μL，将 MON863 质粒 DNA 采用 10 倍梯度稀释至试验用浓度为 5.78copies/μL。

本实验所使用的仪器为 7500 Fast 实时荧光定量 PCR 仪、Bio-Rad CFX96 实时荧光定量 PCR 仪，以下实验中简称 7500 Fast、CFX96。

（8）荧光定量方法检出限测试　为了确定荧光定量方法检出限，将 MON863 质粒 DNA 按照 57800copies/μL、5780copies/μL、578copies/μL、57.8copies/μL、5.78copies/μL 的浓度梯度，每个浓度设置 3 个平行，两台仪器同时进行测定。

（9）控温准确性测试　选取最低检出浓度为 5.78copies/μL 的质粒 DNA 溶液作为检测样品，各程序温度整体分别调低 1℃和调高 1℃和 2℃（以下分别简称为 −1℃、+1℃、+2℃）进行实验，每次测试设置 7 个平行，两台仪器同时测试。

（10）温度均匀性测试　选取最低检出浓度 5.78copies/μL 的质粒 DNA 溶液作为检测样品，样品放于仪器上可能出现温度差异的位置，摆放位置为 A1、D1、H1、A4、E4、H4、A7、D7、H7、A10、E10、H10、A12、D12、H12，如图 3-10 所示，两个品牌仪器同时测试。

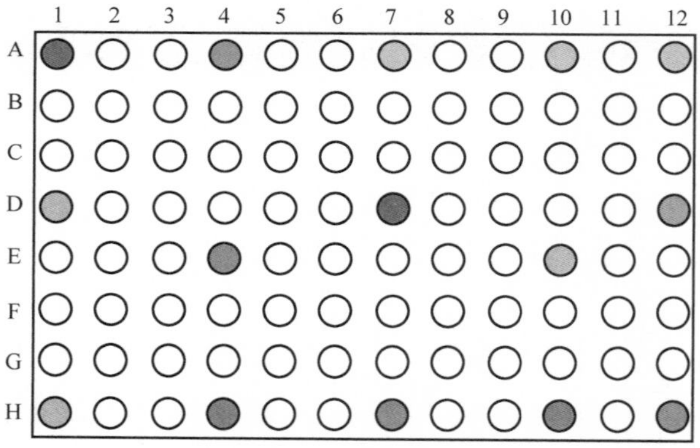

图 3-10　样品摆放位置

2. 结果分析

（1）荧光定量方法检出限测试结果

1）7500 Fast 检出限测试结果。7500 Fast 检出限测试结果如表 3-12、图 3-11、图 3-12 所示。当 MON863 质粒 DNA 浓度为 5.78copies/μL 时，C_t 值为 35.74 < 36，仍有清晰指数扩增曲线，因此 7500 Fast 对 MON863 质粒 DNA 的最低检出限为 5.78copies/μL。标准曲线 R^2 为 0.999，扩增效率为 104%，说明该标准曲线具有良好的线性关系。

表 3-12 7500 Fast 检出限测试结果

反应孔	样品	拷贝数	C_t	C_t 平均值	C_t SD	C_t RSD
D3	Std-1	5.78	35.91	35.74	0.21	0.58
D6	Std-1	5.78	35.51			
D9	Std-1	5.78	35.80			
E3	Std-2	57.8	33.01	32.82	0.17	0.51
E6	Std-2	57.8	32.70			
E9	Std-2	57.8	32.75			
F3	Std-3	578	29.55	29.62	0.05	0.18
F6	Std-3	578	29.62			
F9	Std-3	578	29.66			
G3	Std-4	5780	26.14184	26.17	0.04	0.16
G6	Std-4	5780	26.16048			
G9	Std-4	5780	26.22147			
H3	Std-5	57800	22.89902	22.90	0.04	0.18
H6	Std-5	57800	22.85659			
H9	Std-5	57800	22.9404			

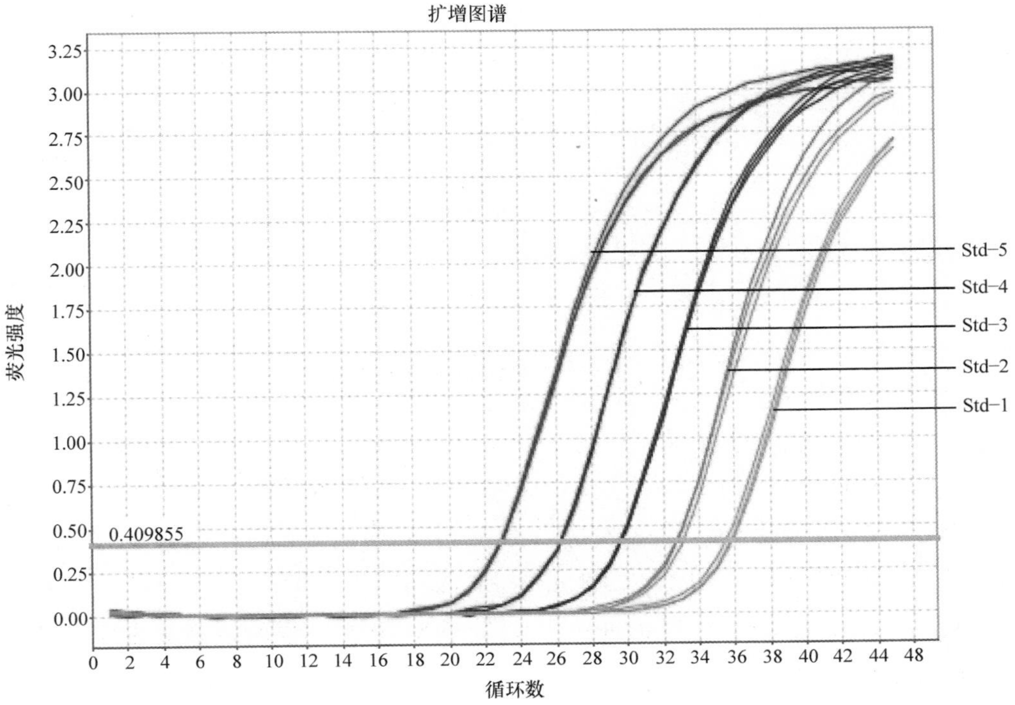

图 3-11 7500 Fast 检出限扩增图谱

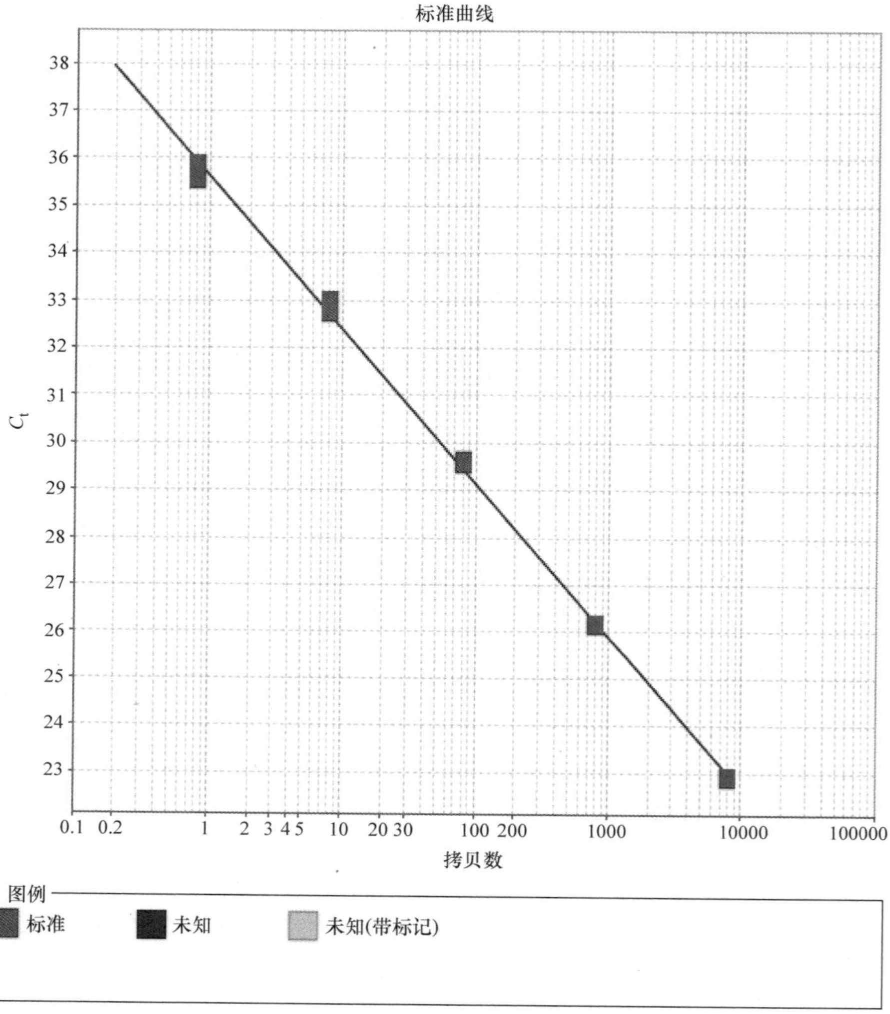

图 3-12　7500 Fast 检出限标准曲线

2）CFX96 检出限测试结果。CFX96 检出限测试结果如表 3-13、图 3-13、图 3-14 所示。当 MON863 质粒 DNA 浓度为 5.78 copies/μL 时，C_q 值为 35.71＜36，仍有清晰指数扩增曲线，因此 CFX96 对 MON863 质粒 DNA 的最低检出限为 5.78 copies/μL。标准曲线的 R^2 为 0.999，扩增效率为 105%，说明该标准曲线具有良好的线性关系和扩增效率。

表 3-13 CFX96 检出限测试结果

反应孔	样品类型	初始量	C_q	C_q 平均值	C_q SD	C_q RSD
D3	Std-1	5.78	35.62	35.71	0.31	0.87
D6	Std-1	5.78	35.45			
D9	Std-1	5.78	36.05			
E3	Std-2	57.8	32.56	32.58	0.02	0.06
E6	Std-2	57.8	32.57			
E9	Std-2	57.8	32.60			
F3	Std-3	578	29.44	29.60	0.20	0.01
F6	Std-3	578	29.82			
F9	Std-3	578	29.54			
G3	Std-4	5780	25.71	25.99	0.24	0.01
G6	Std-4	5780	26.16			
G9	Std-4	5780	26.09			
H3	Std-5	57800	22.96	23.00	0.07	0.003
H6	Std-5	57800	23.08			
H9	Std-5	57800	22.96			

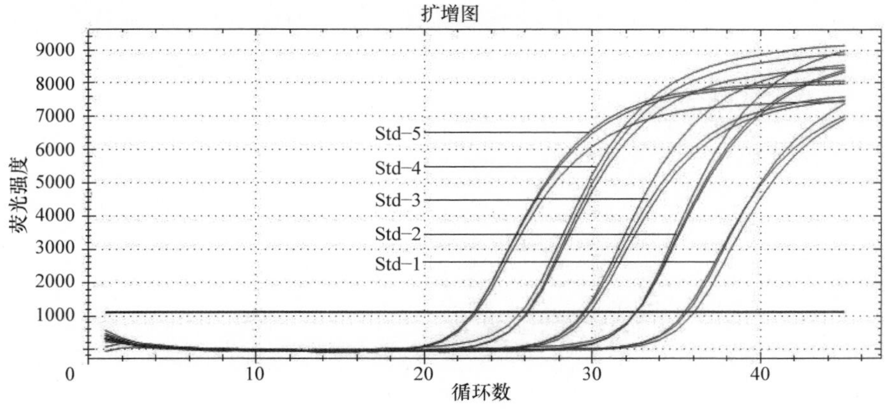

图 3-13 CFX96 检出限扩增图

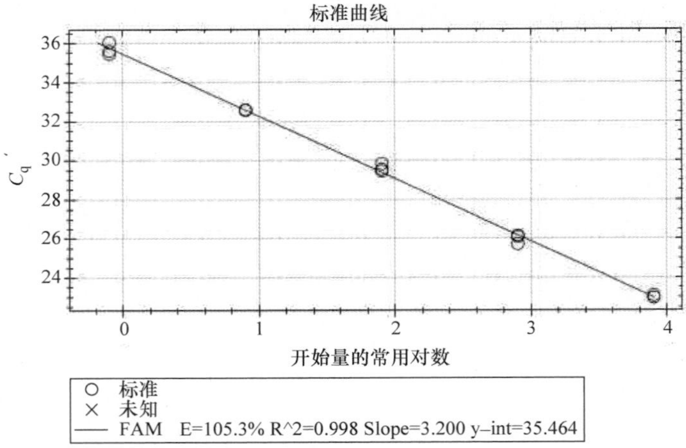

图 3-14　CFX96 检出限标准曲线

（2）控温准确性测试

1）整体调高 1℃。当在反应程序整体温度调高 1℃时，7500 Fast 结果如表 3-14、图 3-15 所示，C_t 值均值为 34.99 < 36；CFX96 结果如表 3-15、图 3-16 所示，C_q 值均值为 33.39 < 36。实验表明，当在反应程序整体温度调高 1℃时，7500 Fast 和 CFX96 这两台不同品牌仪器，均能检测出弱阳性样本。实验说明，反应程序整体温度偏差为 +1℃时对弱阳性样本的检测结果无影响。

表 3-14　7500 Fast 提高 1℃结果

反应孔	样品	C_t	C_t 平均值	C_t SD	C_t RSD
B6	Sample 1	35.90	34.99	0.37	1.06
C6	Sample 2	34.92			
D6	Sample 3	34.36			
E6	Sample 4	35.13			
F6	Sample 5	35.46			
G6	Sample 6	34.72			
H6	Sample 7	35.00			

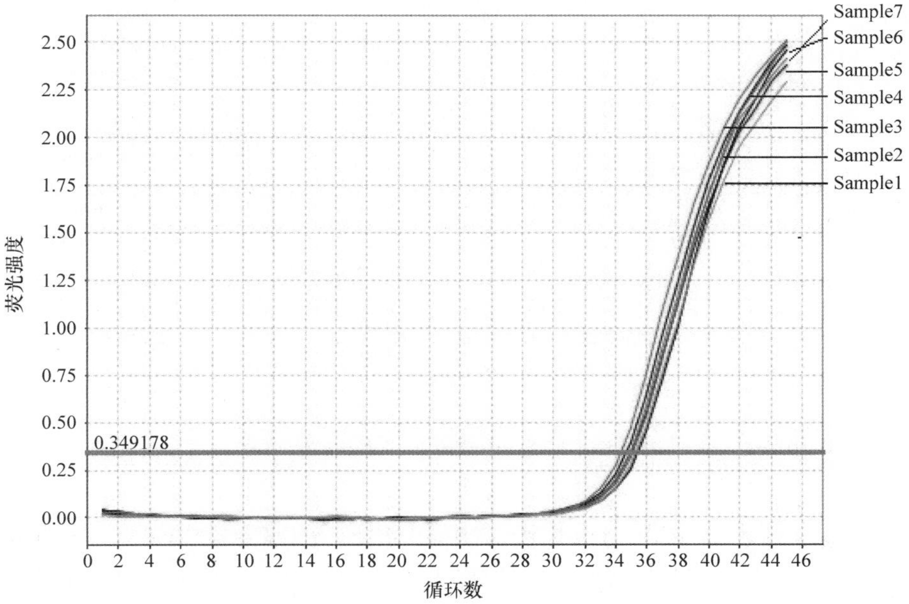

图 3-15 7500 Fast 提高 1℃扩增曲线

表 3-15 CFX96 提高 1℃结果

反应孔	样品	C_q	C_q 平均值	C_q SD	C_q RSD
B6	Sample 1	33.98	33.39	0.71	2.12
C6	Sample 2	33.14			
D6	Sample 3	33.70			
E6	Sample 4	33.92			
F6	Sample 5	32.30			
G6	Sample 6	34.06			
H6	Sample 7	32.64			

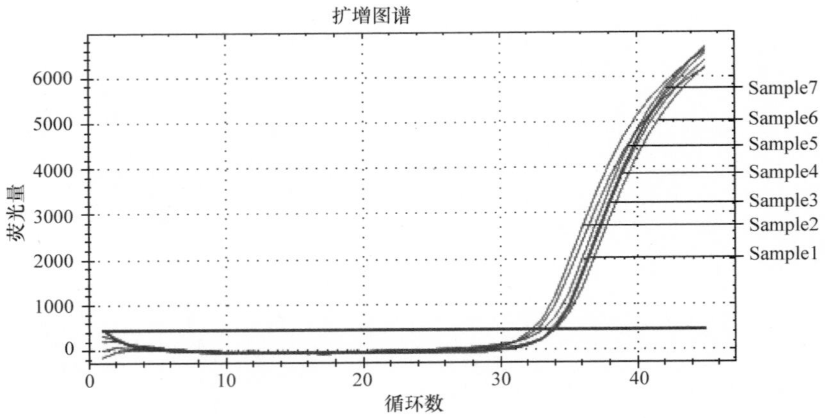

图 3-16 CFX96 提高 1℃样品扩增图谱

2）整体调高 2℃。当在反应程序整体温度调高 2℃时，7500 Fast 结果如表 3-16、图 3-17 所示，无典型扩增曲线，弱阳性样本未检出；CFX96 结果如表 3-17、图 3-18 所示，C_q 值均值为 31.41 < 36，能检出弱阳性样本，而且 C_q 值比标准程序还要低。该实验表明，当温度准确偏差为 +2℃时，不同品牌仪器对结果有影响，7500 Fast 不能检出弱阳性样本，CFX96 能检出弱阳性样本。

表 3-16 7500 Fast 提高 2℃结果

反应孔	样品	C_t	C_t 平均值	C_t SD	C_t RSD
B6	Sample 1	Undetermined	—	—	—
C6	Sample 2	Undetermined			
D6	Sample 3	Undetermined			
E6	Sample 4	Undetermined			
F6	Sample 5	Undetermined			
G6	Sample 6	Undetermined			
H6	Sample 7	Undetermined			

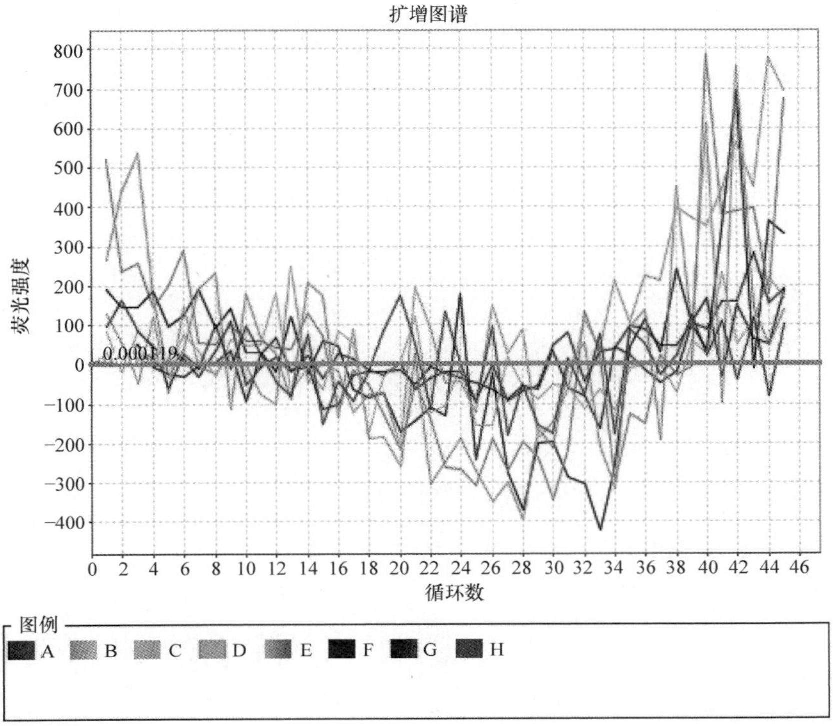

图 3-17 7500 Fast 提高 2℃扩增图谱

表 3-17 CFX96 提高 2℃结果

反应孔	样品	C_q	C_q 平均值	C_q SD	C_q RSD
B6	Sample 1	31.46	31.41	0.36	1.16
C6	Sample 2	31.44			
D6	Sample 3	31.22			
E6	Sample 4	30.73			
F6	Sample 5	31.66			
G6	Sample 6	31.46			
H6	Sample 7	31.89			

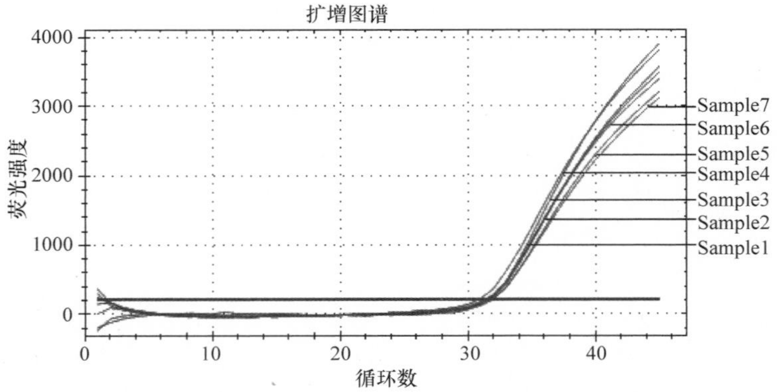

图 3-18　CFX96 提高 2℃样品扩增图谱

3）整体降低 1℃。当反应程序温度整体降低 1℃时，7500 Fast 结果如表 3-18、图 3-19 所示，C_t 值均值为 36.23 > 36，重复实验 C_t 仍然在 40 以下，判断弱阳性样本检出；CFX96 整体降低 1℃的结果如表 3-19、图 3-20 所示，C_q 值均值为 31.85 < 36，弱阳性样本检出。实验说明，反应程序整体温度偏差为 −1℃时两个品牌仪器测试对弱阳性样本的检测结果均无影响；但 7500 Fast 仪器检测结果在可疑值范围，重复检测后仍然在可疑值范围，结果判定为检出。

表 3-18　7500 Fast 整体降低 1℃结果

反应孔	样品	C_t	C_t 平均值	C_t SD	C_t RSD
B6	Sample 1	35.715149	36.23	0.4487	1.24
C6	Sample 2	36.6418			
D6	Sample 3	36.05526			
E6	Sample 4	36.103283			
F6	Sample 5	36.299747			
G6	Sample 6	35.839359			
H6	Sample 7	36.98455			

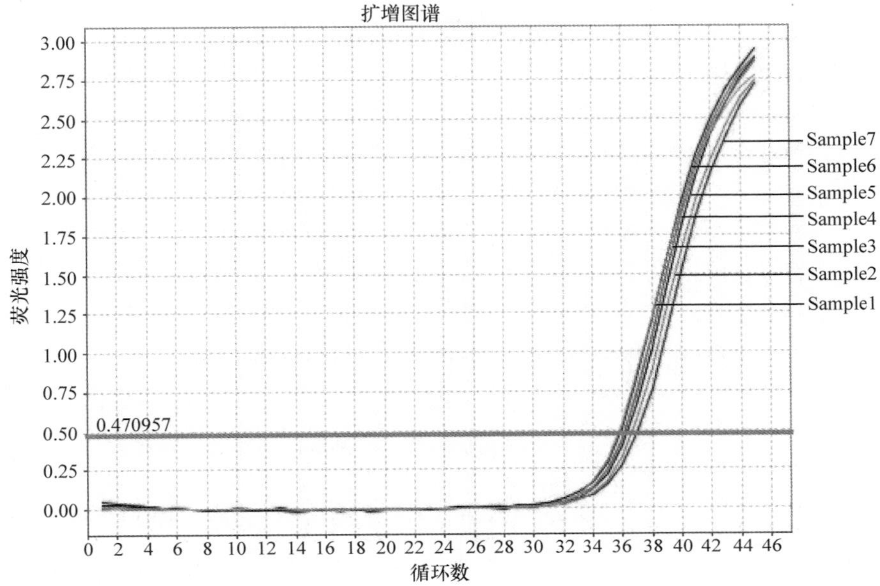

图 3-19　7500 Fast 整体降低 1℃扩增图谱

表 3-19　CFX96 整体降低 1℃结果

反应孔	样品	C_q	C_q 平均值	C_q SD	C_q RSD
B6	Sample 1	32.05	31.85	0.21	0.6645
C6	Sample 2	31.49			
D6	Sample 3	31.97			
E6	Sample 4	31.87			
F6	Sample 5	31.74			
G6	Sample 6	31.74			
H6	Sample 7	32.10			

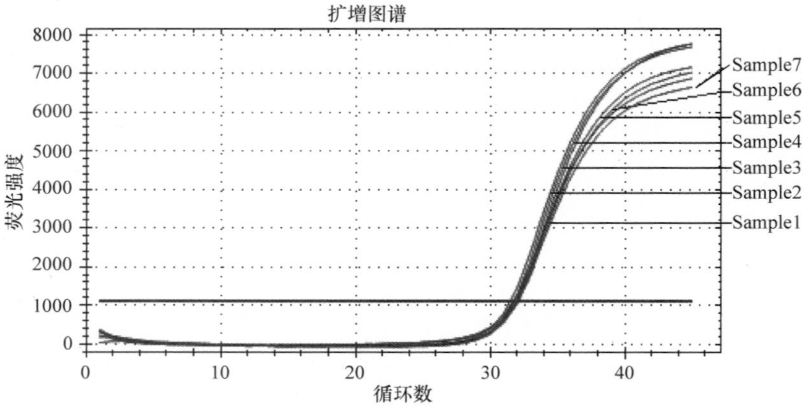

图 3-20　CFX96 整体降低 1℃样品扩增图谱

4）7500 Fast 整体降低 0.5℃。当温度整体降低 1℃时，7500 Fast 的 C_t 值为 36.23 > 36，CFX96 为 31.85，两台仪器差异过大，因此设置了降低 0.5℃来对 7500 Fast 对温度变化的响应进行进一步确认。当反应程序整体温度降低 0.5℃时，结果如表 3-20、图 3-21 所示，7500 Fast 的 C_t 值均值为 36.91 > 36，与反应程序整体温度降低 1℃变化一致。实验说明，7500 Fast 温度偏差为 −1℃时，正好是对弱阳性结果影响的临界值。

表 3-20　7500 Fast 整体降低 0.5℃结果

反应孔	样品	C_t	C_t 平均值	C_t SD	C_t RSD
B6	Sample 1	36.74788	36.907193	0.39257	1.06
C6	Sample 2	36.35869			
D6	Sample 3	37.45524			
E6	Sample 4	36.96921			
F6	Sample 5	37.34017			
G6	Sample 6	36.89858			
H6	Sample 7	36.58057			

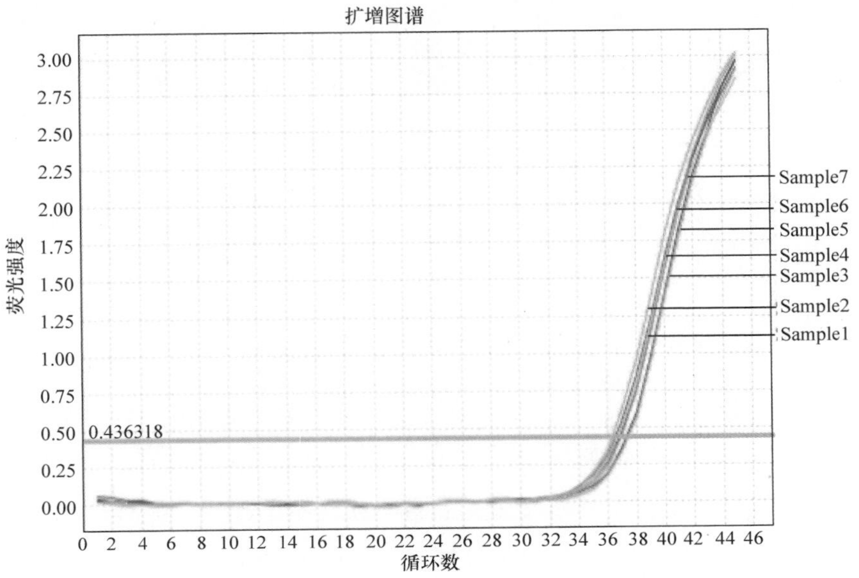

图 3-21 7500 Fast 整体降低 0.5℃扩增图谱

对于 7500 Fast 仪器而言，当反应程序整体温度调高 1℃、整体温度降低 1℃、整体温度降低 0.5℃和整体温度不变时，7500 Fast 仪器检测弱阳性样本 C_t 值存在差异（$F = 23.31$，$p < 0.01$）。这说明，当 7500 Fast 仪器温度变化时，弱阳性样本检测 C_t 值受到影响。本例中，弱阳性样本 MON863 质粒 DNA 浓度为 5.78 copies/μL，上述温度区间，即标准程序温度整体调高 1℃至调低 1℃，弱阳性样本均检出，检出率和结果判定未受到影响，但是弱阳性样本检测 C_t 值受到影响。这说明弱阳性样本的拷贝数在一定范围内时，7500 Fast 仪器的温度整体变化后检出率不受影响，但是当弱阳性样本的拷贝数降低到某个的临界值时，7500 Fast 仪器的温度整体变化后弱阳性样本的检出率将会受到影响，见表 3-21、表 3-22。

表 3-21 7500 Fast 仪器控温准确性测试 C_t 值

整体温度调整 / ℃	n	$\bar{x} \pm s$	F	p
+1	7	35.07 ± 0.50	23.31	< 0.01
−1	7	36.23 ± 0.45		
−0.5	7	36.91 ± 0.39		
0①	3	35.74 ± 0.21		

① 表示采用标准程序时的温度，即温度不做调整。

表 3-22　7500 Fast 仪器控温准确性测试 C_t 值多重比较差异性

整体温度调整 / ℃	整体温度调整 /℃			
	+1	−1	−0.5	0
+1	—	有	有	有
−1	有	—	有	无
−0.5	有	有	—	有
0	有	无	有	—

注：有显著性差异，$p < 0.05$；无显著性差异，$p > 0.05$。

当反应程序整体温度调高 1℃时，7500 Fast 仪器检测弱阳性样本 C_t 值有所下降；当反应程序整体温度调高 2℃时，7500 Fast 仪器无法检出弱阳性样本。这说明，当反应程序整体温度调高 1℃时，有利于弱阳性样本的检出，整体温度继续调高至 2℃，反而不利于弱阳性样本的检出。当反应程序整体温度降低 1℃时，7500 Fast 仪器检测弱阳性样本 C_t 值升高不显著。这说明，在反应程序整体温度降低 1℃的范围内，7500 Fast 仪器检出弱阳性样本不受影响。

综上所述，对于 7500 Fast 仪器而言，反应程序整体温度略有调高（+1℃），有利于弱阳性样本的检出，超出此范围反而对于弱阳性样本的检出不利；反应程序整体温度略有降低（−1℃），对于弱阳性样本的检出没有影响。

对于 CFX96 仪器而言，当反应程序整体温度调高 1℃、反应程序整体温度调高 2℃、整体温度降低 1℃和整体温度不变时，CFX96 仪器检测弱阳性样本 C_t 值存在差异（$F = 73.99$，$p < 0.01$）。这说明，当 CFX96 仪器温度变化时，弱阳性样本检测 C_t 值会受到影响。本例中，弱阳性样本 MON863 质粒 DNA 浓度为 5.78 copies/μL，上述温度区间，即标准程序温度整体调高 2℃至调低 1℃，弱阳性样本均检出，检出率未受到影响，但是弱阳性样本检测 C_t 值受到影响。这说明，弱阳性样本的拷贝数在一定范围内时，CFX96 仪器的温度整体变化后检出率不受影响，但是当弱阳性样本的拷贝数降低到某个的临界值时，CFX96 仪器的温度整体变化后弱阳性样本的检出率将会受到影响，见表 3-23、表 3-24。

当反应程序整体温度从标准程序温度调高 1℃和 2℃时，CFX96 仪器检测弱阳性样本 C_t 值持续下降。这说明，随着反应程序整体温度在一定范围内（2℃）调高，弱阳性样本的检出率将会提高。当反应程序整体温度降低 1℃时，CFX96 仪器检测弱阳性样本 C_t 值明显降低。这说明，在反应程序整体温度降低 1℃的范围内，

CFX96 仪器对于弱阳性样本的检出率将会升高，即有利于弱阳性样本的检出。由此可见，对于 CFX96 仪器而言，反应程序整体温度调高（2℃范围内）和整体温度调低（1℃范围内），均有利于弱阳性样本的检出。

表 3-23　CFX96 仪器控温准确性测试 C_t 值

整体温度调整 / ℃	n	$\bar{x} \pm s$	F	p
+1	7	33.39 ± 0.71	73.99	< 0.01
+2	7	31.41 ± 0.36		
−1	7	31.85 ± 0.21		
0	3	35.71 ± 0.31		

表 3-24　CFX96 仪器控温准确性测试 C_t 值多重比较差异性

整体温度调整 / ℃	整体温度调整 /℃			
	+1	+2	−1	0
+1	—	有	有	有
+2	有	—	无	有
−1	有	无	—	有
0	有	有	有	—

注：有显著性差异，$p < 0.05$；无显著性差异，$p > 0.05$。

综上所述，当反应程序整体温度从标准程序温度调高和调低时，不同的仪器检测弱阳性样本的 C_t 值变化规律不同，因而对于弱阳性样本的检出率会出现不同程度的影响。因此，实时荧光 PCR 仪的控温准确性对于核酸检测灵敏度至关重要。

5）结果分析。由实验结果可知，当反应程序温度整体改变时，7500 Fast、CFX96 都有响应。当反应程序整体温度偏差为 +1℃时，相较于标准反应程序下相同 DNA 浓度的 C_t 值，7500 Fast、CFX96 都表现为减少，且 CFX96（2.32）比 7500 Fast（0.75）多减少了 1.57 个循环；当反应程序整体温度偏差为 +2℃时，相较于标准反应程序下相同 DNA 浓度的 C_t 值，7500 Fast 无目标 DNA 扩增，CFX96 仍然能检出弱阳性样本；当反应程序温度偏差为 −1℃时，两个品牌仪器均能检出弱阳性样本。

以上结果可初步判断两个品牌仪器对反应程序温度准确性都有响应。7500 Fast

的温度准确性偏差为 ±1℃时，对弱阳性样本测试结果 C_t 值产生影响，但对结果阴阳性不产生根本影响。CFX96 的温度准确性对弱阳性样本测试结果影响不明显。由此可看出，不同品牌仪器，对反应程序温度准确性影响程度有差异。

（3）温度均匀性测试

1）7500 Fast 温度均匀性结果。7500 Fast 温度均匀性结果如表 3-25、图 3-22 所示，C_t 值均值为 32.26 < 36，相对标准偏差为 0.85%。

整体来看，A1 的 C_t 值与其他位置相比最高，H12 次之。说明板位的 A1、H12 与其他位置相比可能存在温度差异。

横向对比来看：A1、A4、A7、A10、A12 中 A1 的 C_t 值最大，A7 次之，其他位置相近；D1、D7、D12 中，D7 的 C_t 值最小，D1、D12 相近；E4、E10 的 C_t 值相近，且与 D7 的 C_t 值也相近；H1、H4、H7、H10、H12 中 H12 的 C_t 值最大，H1 次之，其他位置相近。结果说明位于板位中间位置温度相较于边缘位置可能更均匀。

表 3-25　7500 Fast 温度均匀性结果

反应孔	样品	C_t	C_t 平均值	C_t SD	C_t RSD
A1	Sample 1	32.96349	32.2594	0.2750	0.85
A4	Sample 2	32.30735			
A7	Sample 3	32.52597			
A10	Sample 4	32.30677			
A12	Sample 5	32.1631			
D1	Sample 6	32.15128			
D7	Sample 7	31.872			
D12	Sample 8	32.16901			
E4	Sample 9	32.09758			
E10	Sample 10	31.97586			
H1	Sample 11	32.14878			
H4	Sample 12	32.06777			
H7	Sample 13	32.12734			
H10	Sample 14	32.42754			
H12	Sample 15	32.58734			

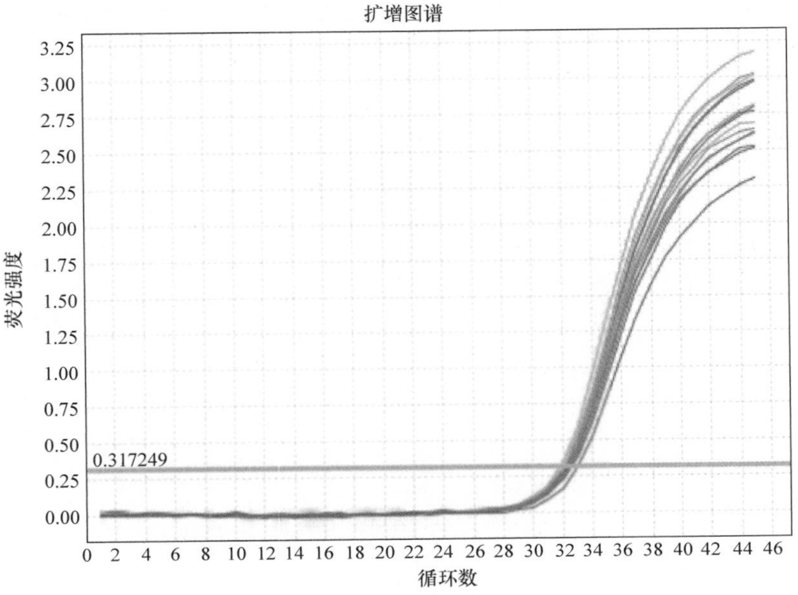

图 3-22 7500 Fast 温度均匀性扩增图谱

纵向对比来看：A1、D1、H1 中 A1 的 C_t 值最大，D1、H1 相近；A4、E4、H4 中 A4 的 C_t 值最大，E4、H4 相近；A7、D7、H7 中 A7 的 C_t 值最大，D7、H7 相近；A10、E10、H10 中 A10 的 C_t 值最大，E10、H10 相近；A12、D12、H12 中 H12 的 C_t 值最大，A12、D12 相近。说明纵向来看三个样品中中间的样品 C_t 值有更低的趋势，板位的上方位置（A）样品的 C_t 值相较于其他两个位置（D、H）更高，板位上方位置（A）温度与其他位置可能存在差异。

2）CFX96 温度均匀性结果。CFX96 温度均匀性结果如表 3-26、图 3-23 所示，C_q 值均值为 $34.67 < 36$，相对标准偏差为 0.932%。

整体来看，H12 的 C_q 值与其他位置相比较为最高。说明位置 H12 的温度与其他位置相比可能差异最大。

横向对比来看：A1、A4、A7、A10、A12 中 A12 的 C_q 值最大，A10 次之，其他位置相近；D1、D7、D12 中，D7 的 C_q 值最大，D1、D12 相近；E4 的 C_q 值小于 E10；H1、H4、H7、H10、H12 中 H12 的 C_q 值最大，H10 次之，H4 最小，其他位置相近。说明横向对比来看，板位的偏右下方位置与其他位置可能存在温度差异。

表 3-26　CFX96 温度均匀性结果

反应孔	样品	C_q	C_q 平均值	C_q SD	C_q RSD
A1	Sample 1	34.55	34.67	0.32	0.932
A4	Sample 2	34.41			
A7	Sample 3	34.53			
A10	Sample 4	34.80			
A12	Sample 5	34.92			
D1	Sample 6	34.08			
D7	Sample 7	35.02			
D12	Sample 8	34.44			
E4	Sample 9	34.30			
E10	Sample 10	35.29			
H1	Sample 11	34.71			
H4	Sample 12	34.47			
H7	Sample 13	34.71			
H10	Sample 14	34.85			
H12	Sample 15	35.05			

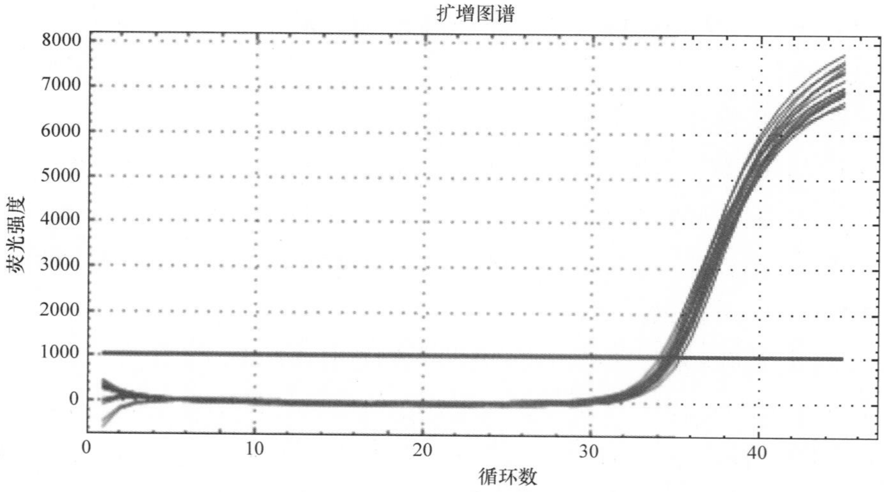

图 3-23　CFX96 温度均匀性扩增图谱

纵向对比来看：A1、D1、H1 中 H1 的 C_t 值最大，D1 最小；A4、E4、H4 的 C_q 值相近；A7、D7、H7 中 D7 的 C_q 值最大，A7、H7 相近；A10、E10、H10 中 E10 的 C_q 值最大，A10、H10 相近；A12、D12、H12 中 D12 的 C_q 值最小，A12、D12 相近。说明纵向来看三个样品中中间的样品 C_q 值有更高的趋势，中间位置可能与其他位置存在温度差异。

3. 讨论与结论

试验研究表明，一般情况下，实时荧光 PCR 的 C_t 值与浓度呈负相关。不同仪器（性能合格）对于温度准确性的响应程度有差异，结果变化方向也不一定一致，可能与不同品牌光源信号等有关，但本试验表明 7500 Fast 的温度准确性偏差为 ±1℃时对弱阳性样本测试结果不产生影响，CFX96 的温度准确性对弱阳性样本测试结果影响不明显。相较而言，在本试验中 7500 Fast 比 CFX96 控温精度更好。均匀性方面 7500 Fast、CFX96 的温度差异不大，7500 Fast 板位中间温度具有更均匀的趋势，CFX96 板位右下方温度可能与其他位置存在差异，当然不排除具体机器的差异。因此建议在试验中尽量将检测样品置于板位中间位置，减少仪器所造成的系统误差。同时建议实验室定期对 PCR 仪进行校准和期间核查，有条件的实验室和进行关键实验之前建议对 PCR 仪的全参数（包括温度、光源、样本等）进行校准和期间核查，以准确掌握 PCR 仪是否具有良好的性能来支撑所有科学试验。

（三）细菌毒力基因片段的实验研究

1. 实验方法

（1）实验样品　实验样品使用 EHEC DNA 标准品，初始浓度为 10ng/μL，由中国食品药品检定研究院食化所生物检测室赠送，实验中使用纯水 10 稀释至各实验浓度。

（2）试剂和仪器

1）试剂：Takara premix Ex TaqTM（probe qPCR）大连宝生物　货号：RR390A

肠出血性大肠杆菌 EHEC 核酸检测试剂盒（荧光 PCR 法）硕世生物　货号：JB10103N

2）仪器：Roche 480 荧光定量 PCR 仪，仪器在实验前进行校准，校准点位图及校准设备如图 3-24 和图 3-25 所示。升降温速率、温度均匀性和控温时间结果均良好。实验中样本的放置均与图 3-24 所示点位图一致。

（3）反应体系及反应程序　为了研究温度对扩增结果的影响，选用了两种扩增程序。

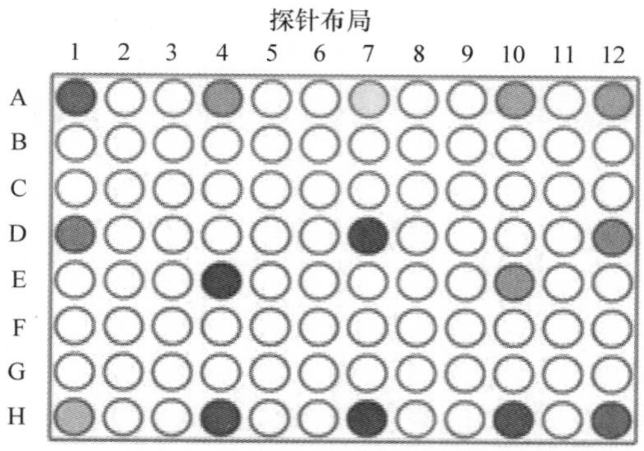

图 3-24　温度校准点位图

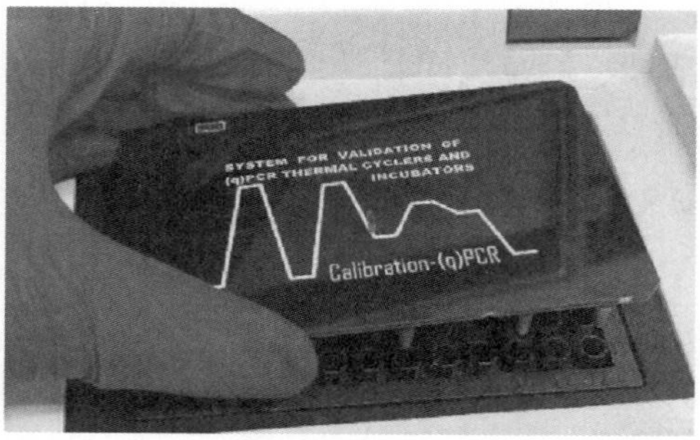

图 3-25　校准设备图

1）程序 1。第一种反应每个步骤控温时间较短，反应条件及反应体系来自北京市疾控系统致泻大肠检测方案。

标准反应条件如下：

预变性	95℃ ×30s	
变性	95℃ ×5s	40 个循环
退火、延伸、收集荧光	60℃ ×35s	

该条件目标基因为 Stx Ⅰ基因（志贺毒素Ⅰ基因，片段长度 244bp）。

引物探针如下：

stxⅠ-F	CATCGCGAGTTGCCAGAAT	
stxⅠ-R	TGCGTAATCCCACGGACTCT	片段长度 244bp
stxⅠ-Probe	TGCCGGACACATAGAAGGAAACTCATCA	

引物探针合成：英潍捷基（上海）公司

反应体系如下：

2×mix	12.5μL
H_2O	9μL
stxⅠ-F	0.5μL
stxⅠ-R	0.5μL
stxⅠ-Probe	0.5μL
DNA	2μL

2）程序 2。第二种每个步骤控温时间较长，反应条件及反应体系为试剂盒说明书提供。

UDG 酶处理	37℃ ×5min	
预变性	95℃ ×10min	
变性	95℃ ×10s	40 个循环
退火、延伸、收集荧光	55℃ ×40s	

该条件选择了三种目标基因，分别为：UidA 基因（大肠杆菌通用基因，片段长度 1487bp）；Stx Ⅰ基因（志贺毒素Ⅰ基因，片段长度 244bp）和 Stx Ⅱ基因（志贺毒素Ⅱ基因，片段长度 324bp）。

反应体系如下：

核酸扩增反应液	12.5μL
EHEC 反应液	7.5μL
DNA	5μL

（4）荧光定量方法检出限测试　为了确定各浓度的扩增结果，将 10ng/μL 的标准品用纯水 10 倍梯度稀释十个浓度，使用程序 1 扩增后用于后续实验高浓度、中浓度和低浓度的选择。

（5）控温准确性测试　取原始浓度（10ng/μL）、中浓度和最低检出浓度的 DNA 样品作为检测样品，扩增体系及条件选择程序 1，分别验证标准程序整体 +4℃、+2℃、−2℃、−4℃、−6℃、−8℃、−9℃这一系列温度变化后结果的变化。

（6）控温准确性对不同扩增程序的影响　由于使用程序 1 进行初步实验后，调整温度达 13℃才能看到扩增值的明显变化，因此考虑到除大肠 EHEC DNA 扩增对条件要求不苛刻这个因素外，可能是由于控温时间整体较短，程序中温度的因素相对影响不大。因此，参编作者在实验中又使用了控温时间较长，涉及温度点较多的程序 2 进行扩增。

同样选择标准程序扩增，进行检出限测试，得到能检出的最低浓度。在后续的实验中使用高浓度和低浓度进行温度准确性验证。

采用程序 2 时，分别验证了标准程序整体 +2℃、−3℃、−5℃这一系列温度变化后结果的变化。

2. 结果分析

（1）荧光定量方法检出限测试

1）程序 1 检出限测试结果。将 10 个浓度的样品每个一孔，选用程序 1 进行扩增，用于选择后续实验的高浓度、中浓度和低浓度。

扩增结果显示，原始浓度（10ng/μL）至 0.01ng/μL 四个梯度浓度样品均有明显扩增曲线，如图 3-26 所示。

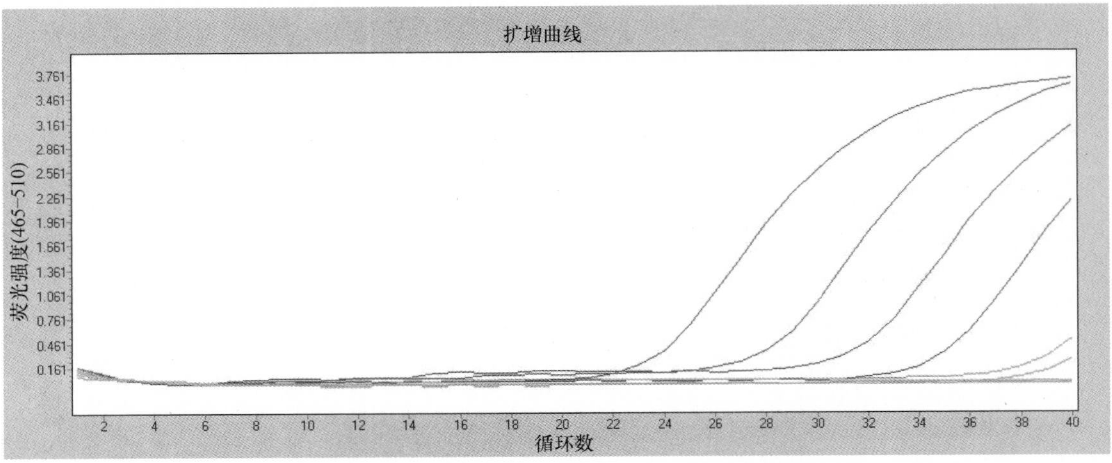

图 3-26　不同梯度浓度使用程序 1 的扩增曲线

2）程序 2 检出限测试结果。将 10 个浓度的样品每个一孔，选用程序 2 进行扩增，用于选择后续实验的高浓度和低浓度。

扩增结果显示，原始浓度（10ng/μL）至 0.001ng/μL 五个梯度浓度样品均有明显扩增曲线，如图 3-27 所示。

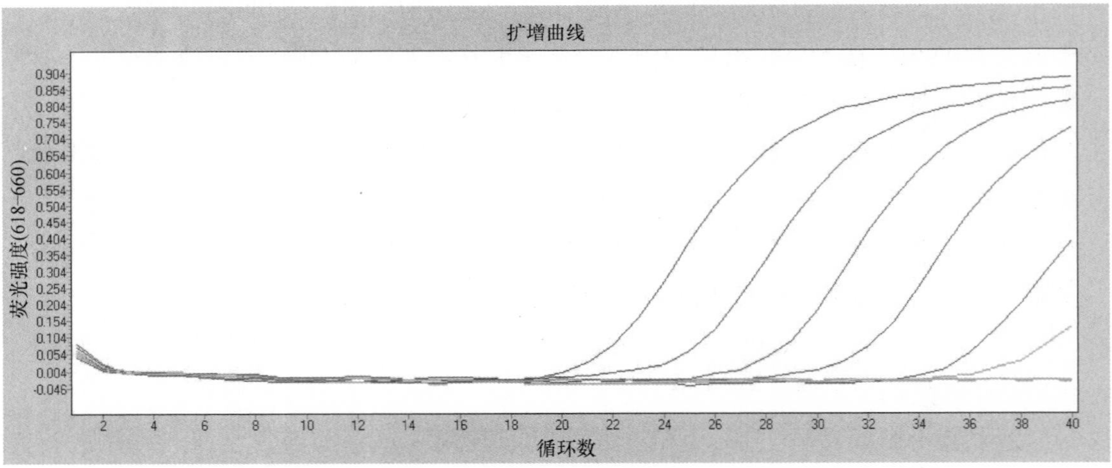

图 3-27　不同梯度浓度使用程序 2 的扩增曲线

（2）控温准确性测试

1）选用程序 1 进行控温准确性测试，扩增位点同温度检定点，检测样品浓度选择原始浓度（10ng/μL）、中浓度（0.1ng/μL）和最低检出浓度（0.01ng/μL）。在标准温度条件下扩增结果，原始浓度及中浓度 C_t 值及扩增曲线见表 3-27、表 3-28、图 3-28、图 3-29，低浓度样品 C_t 值均大于 35。

表 3-27 原始浓度样品扩增 C_t 值

24.36			24.67			24.51			24.74		24.34
24.53						24.46					24.64
			24.47						24.47		
24.59			24.45			24.31			24.37		24.37

表 3-28 中浓度样品扩增 C_t 值

30.69			30.7			30.66			30.67		30.77
30.51						30.69					30.83
			30.73						30.55		
30.79			30.74			30.72			30.59		30.68

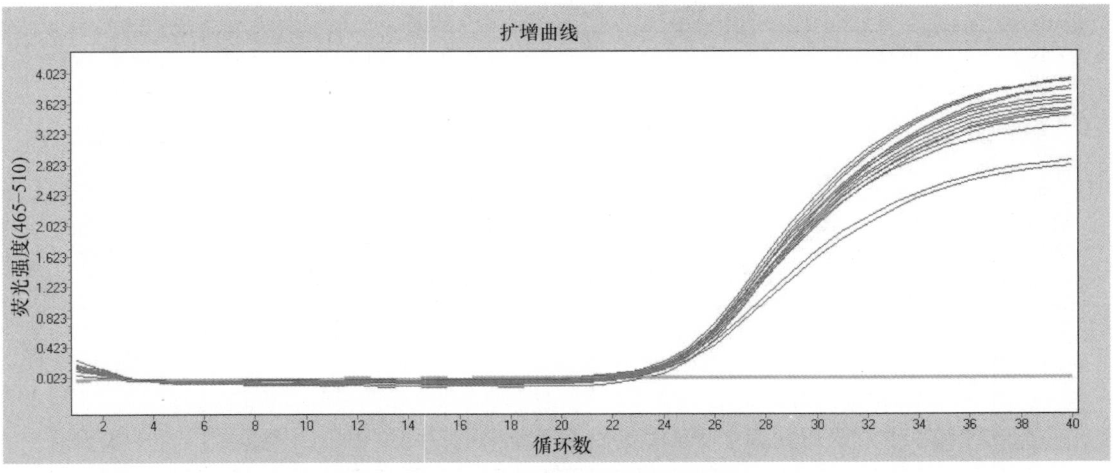

图 3-28 原始浓度样品扩增曲线

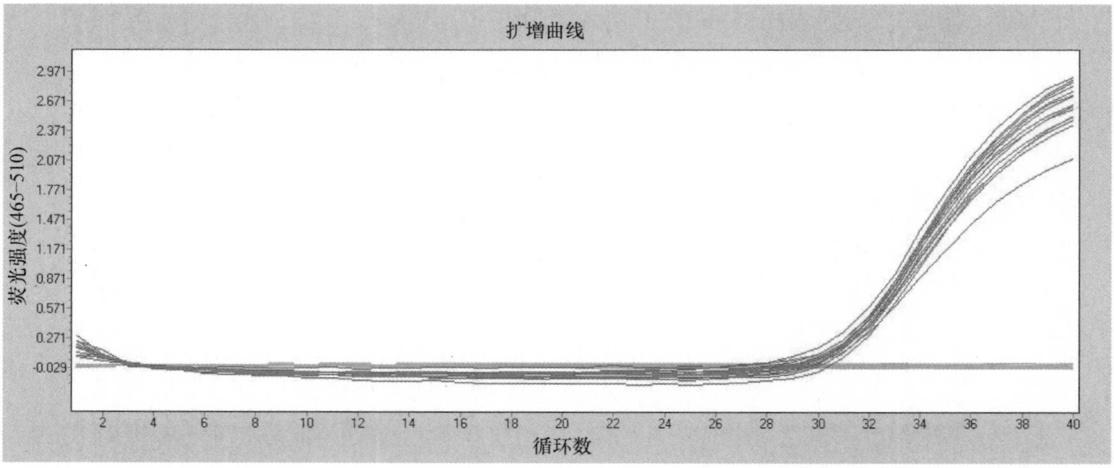

图 3-29　中浓度样品扩增曲线

2）反应条件标准温度上升 2℃条件下扩增，原始浓度及中浓度 C_t 值及扩增曲线见表 3-29、表 3-30、图 3-30、图 3-31，低浓度样品 C_t 值均大于 35，扩增曲线如图 3-32 所示。

预变性	97℃ ×30s	
变性	97℃ ×5s	40 个循环
退火、延伸、收集荧光	62℃ ×35s	

表 3-29　原始浓度样品扩增 C_t 值

24.67			24.64			24.58			24.67		24.64
24.65						24.70					24.59
			24.61						24.67		
24.70			24.64			24.67			24.65		24.66

表 3-30 中浓度样品扩增 C_t 值

30.81			30.53			30.55			30.54		30.75
30.62						30.70					30.77
			30.55						30.68		
30.59			30.64			30.81			30.59		30.68

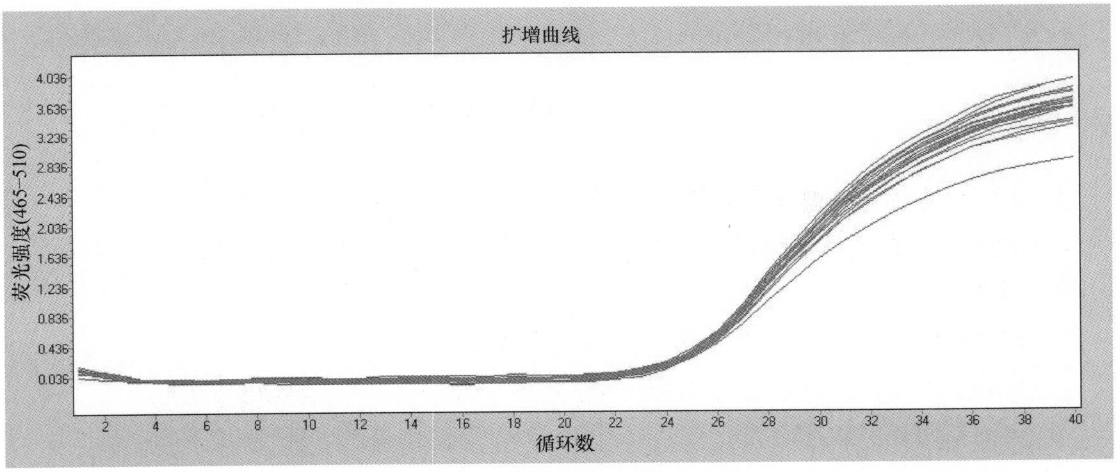

图 3-30 原始浓度样品扩增曲线

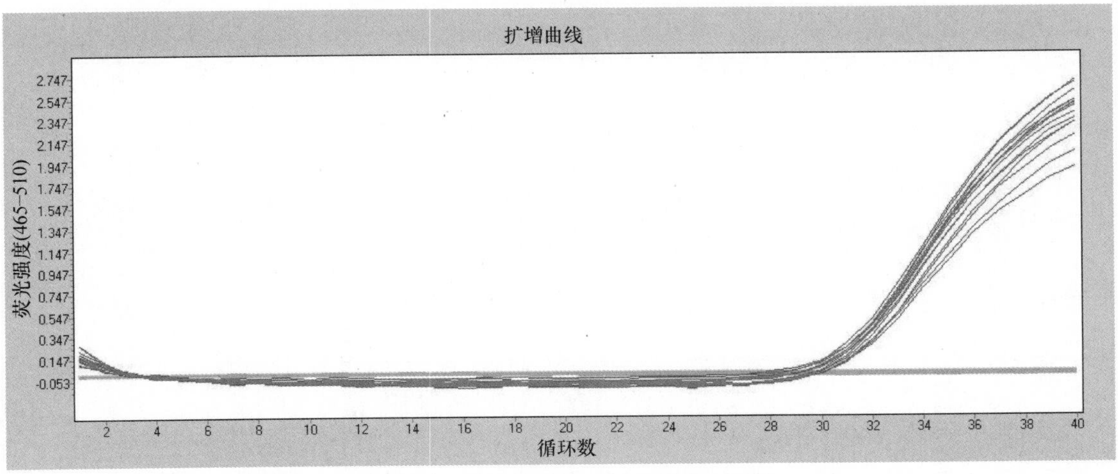

图 3-31 中浓度样品扩增曲线

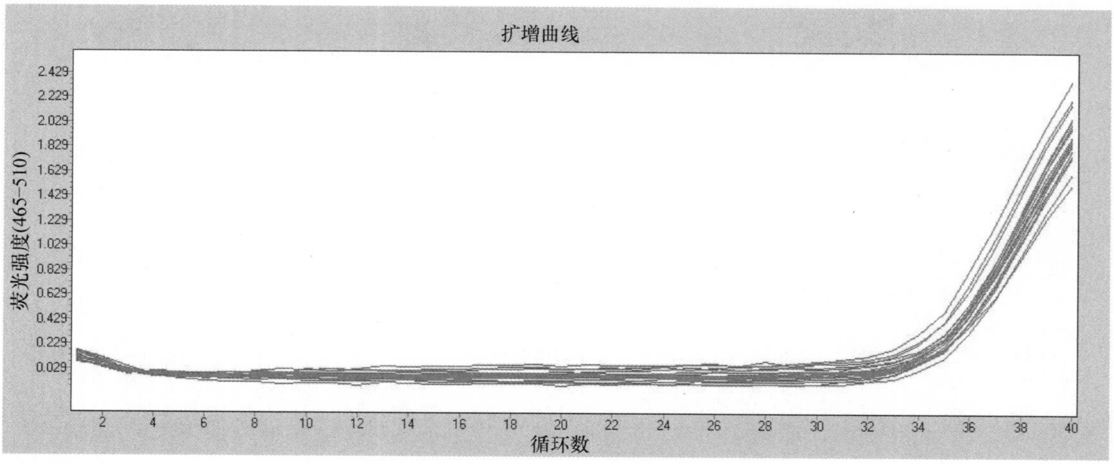

图 3-32　低浓度样品扩增曲线

3）反应条件标准温度上升 4℃条件下扩增，原始浓度及中浓度 C_t 值及扩增曲线见表 3-31、表 3-32、图 3-33、图 3-34，低浓度样品 C_t 值均大于 35，扩增曲线如图 3-35 所示。

预变性	99℃ ×30s	
变性	99℃ ×5s	40 个循环
退火、延伸、收集荧光	64℃ ×35s	

表 3-31　原始浓度样品扩增 C_t 值

23.60			23.62			23.66			23.67		23.75
23.81						23.84					23.75
			23.77						23.67		
23.65			23.62			23.61			23.67		23.62

表 3-32 中浓度样品扩增 C_t 值

30.31			30.39			30.09			30.47		30.31
30.48						30.60					30.34
			30.47						30.56		
30.79			30.37			30.56			30.53		30.47

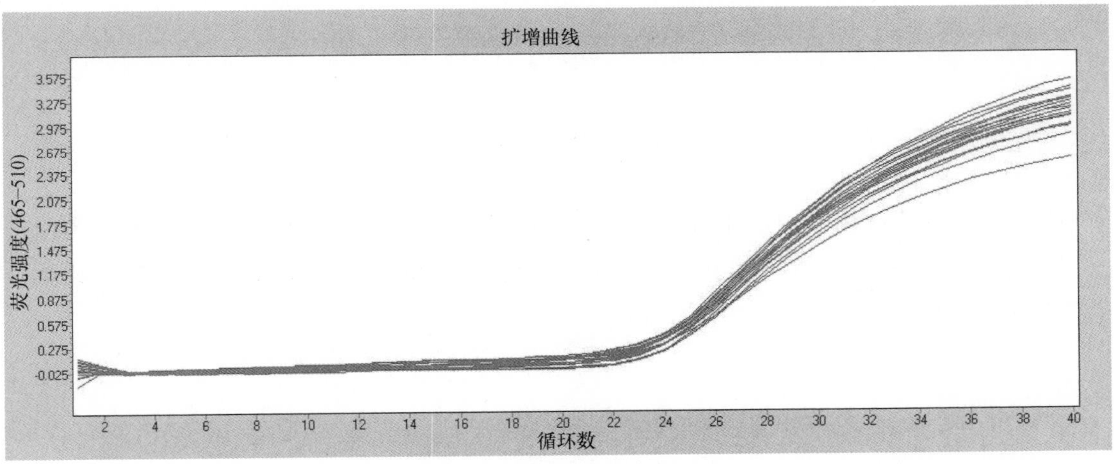

图 3-33 原始浓度样品扩增曲线

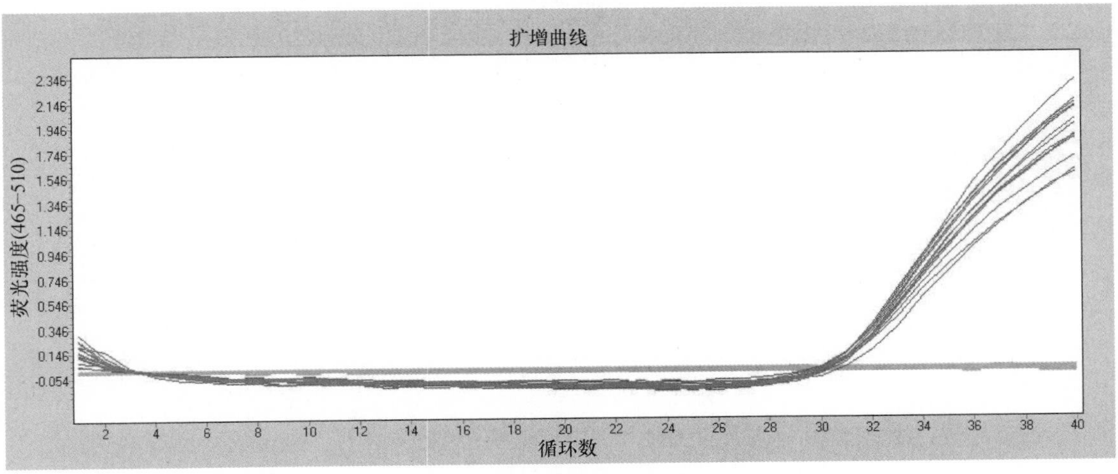

图 3-34 中浓度样品扩增曲线

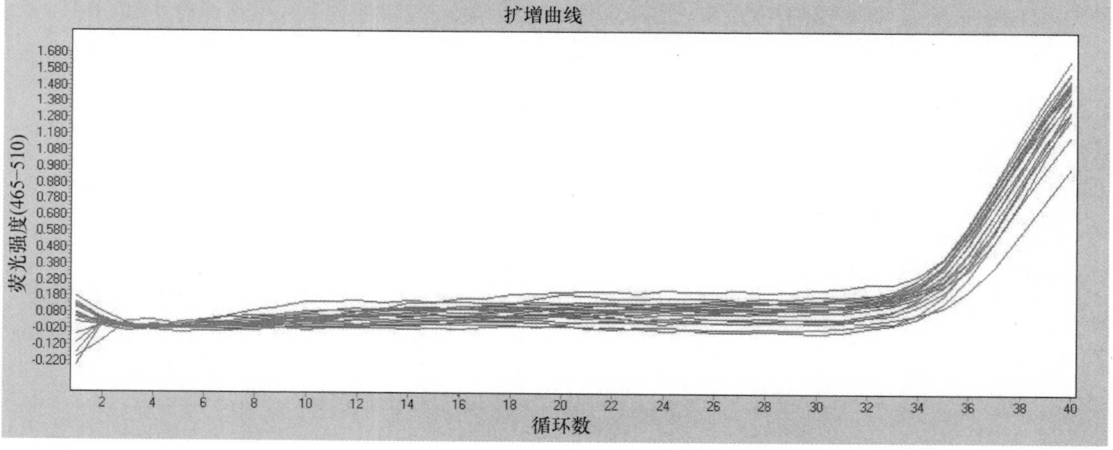

图 3-35　低浓度样品扩增曲线

4）反应条件标准温度下降 2℃条件下扩增，原始浓度及中浓度 C_t 值及扩增曲线见表 3-33、表 3-34、图 3-36、图 3-37，低浓度样品 C_t 值均大于 35，扩增曲线如图 3-38 所示。

预变性	93℃ ×30s	
变性	93℃ ×5s	40 个循环
退火、延伸、收集荧光	58℃ ×35s	

表 3-33　原始浓度样品扩增 C_t 值

24.87			24.77			24.79			24.87		24.90
24.84						24.73					24.86
			24.81						24.86		
24.78			24.79			24.81			24.87		24.84

表 3-34　中浓度样品扩增 C_t 值

30.92			31.05			30.97			30.91		30.97
30.97						30.85					31.02
			31.05						31.11		
31.18			31.00			31.00			31.09		31.23

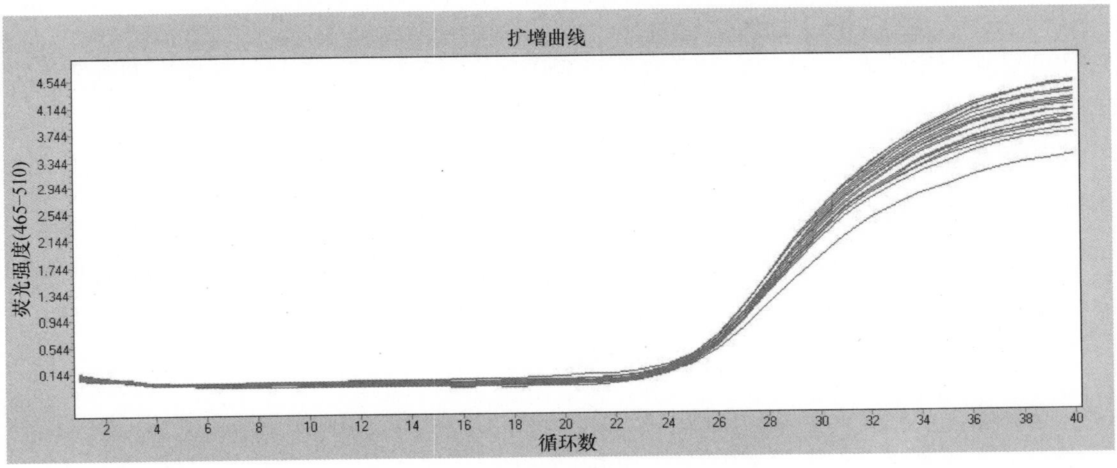

图 3-36　原始浓度样品扩增曲线

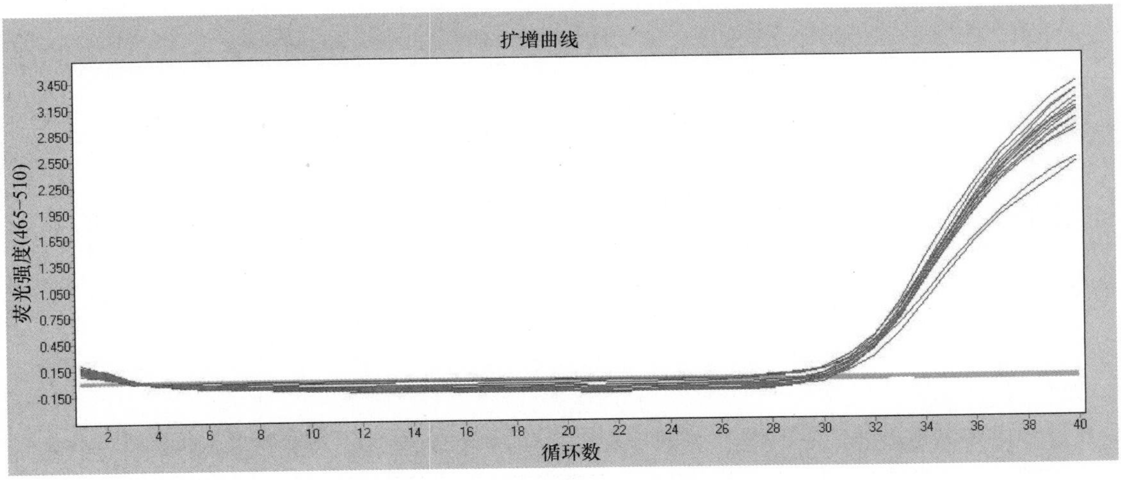

图 3-37　中浓度样品扩增曲线

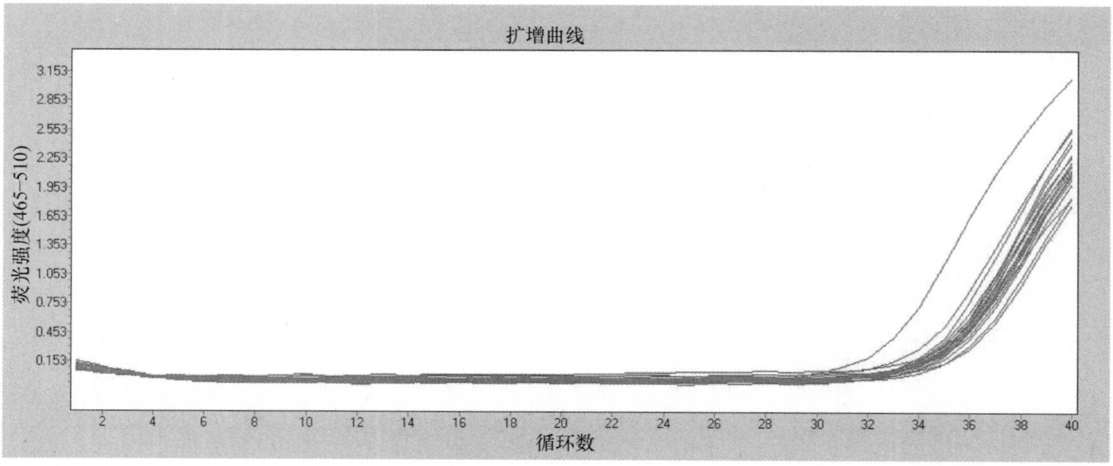

图 3-38　低浓度样品扩增曲线

5）反应条件标准温度下降 4℃条件下扩增，原始浓度及中浓度 C_t 值及扩增曲线见表 3-35、表 3-36、图 3-39、图 3-40，低浓度样品 C_t 值均大于 35，扩增曲线如图 3-41 所示。

预变性	91℃ ×30s	
变性	91℃ ×5s	40 个循环
退火、延伸、收集荧光	56℃ ×35s	

表 3-35　原始浓度样品扩增 C_t 值

25.05			25.05			24.89			25.16		25.16
24.94						24.83					25.02
			24.97						25.02		
25.02			25.11			25.01			25.12		25.13

表 3-36　中浓度样品扩增 C_t 值

31.13			31.43			31.25			31.59		31.50
31.40						31.58					31.72
			31.22						31.42		
31.45			31.40			31.45			31.21		31.50

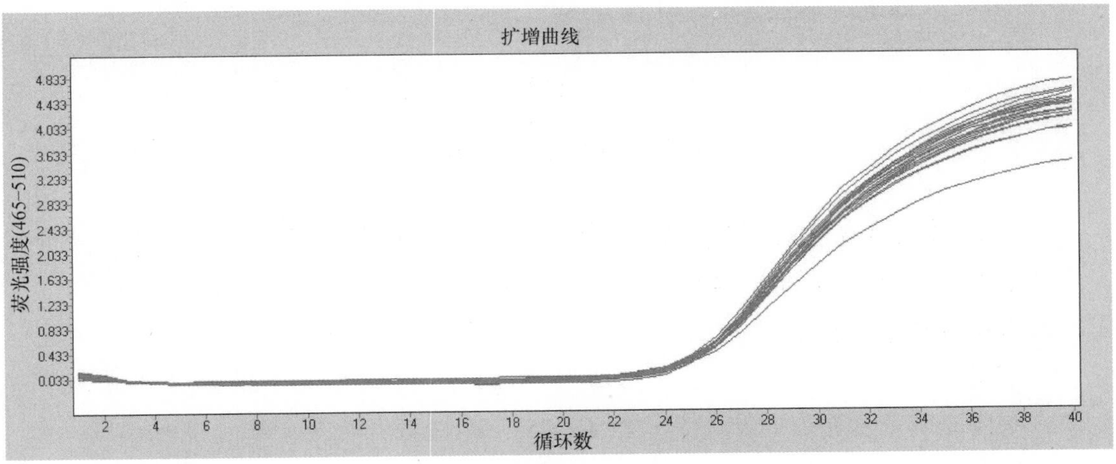

图 3-39　原始浓度样品扩增曲线

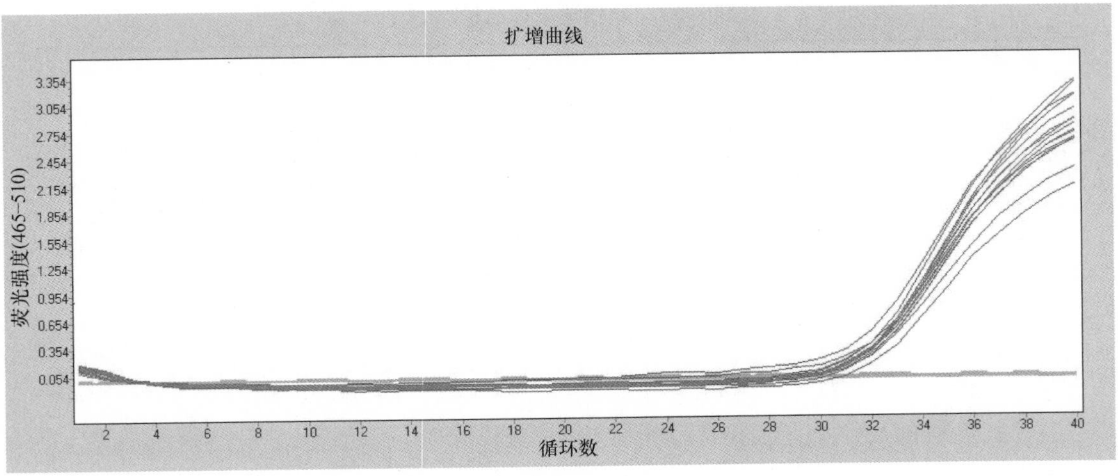

图 3-40　中浓度样品扩增曲线

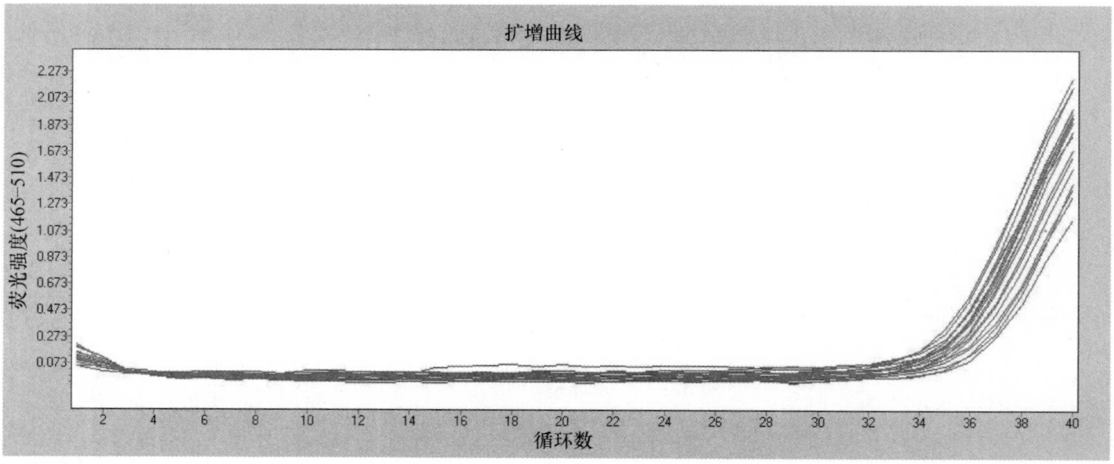

图 3-41　低浓度样品扩增曲线

6）反应条件标准温度下降 6℃条件下扩增，原始浓度及中浓度 C_t 值及扩增曲线见表 3-37、表 3-38、图 3-42、图 3-43，低浓度样品 C_t 值均大于 35，1 孔未扩增，扩增曲线如图 3-44 所示。

预变性	89℃ ×30s	
变性	89℃ ×5s	40 个循环
退火、延伸、收集荧光	54℃ ×35s	

表 3-37　原始浓度样品扩增 C_t 值

26.66			26.51			26.49			26.69		26.76
26.66						26.52					26.60
			26.53						26.58		
26.63			26.60			26.63			26.73		26.72

表 3-38　中浓度样品扩增 C_t 值

31.79			31.88			31.69			31.76		32.01
32.02						31.69					31.92
			31.92						31.92		
31.86			31.71			31.67			32.06		31.95

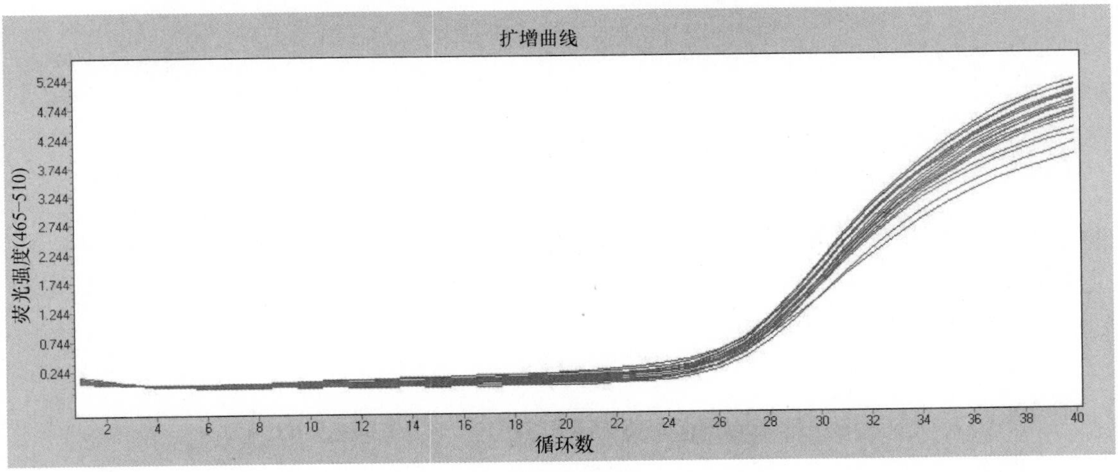

图 3-42　原始浓度样品扩增曲线

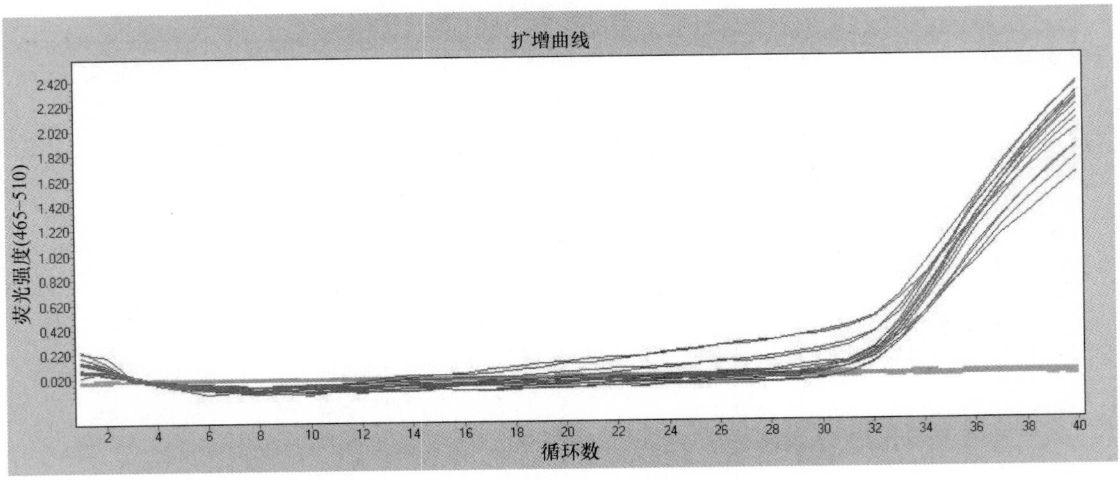

图 3-43　中浓度样品扩增曲线

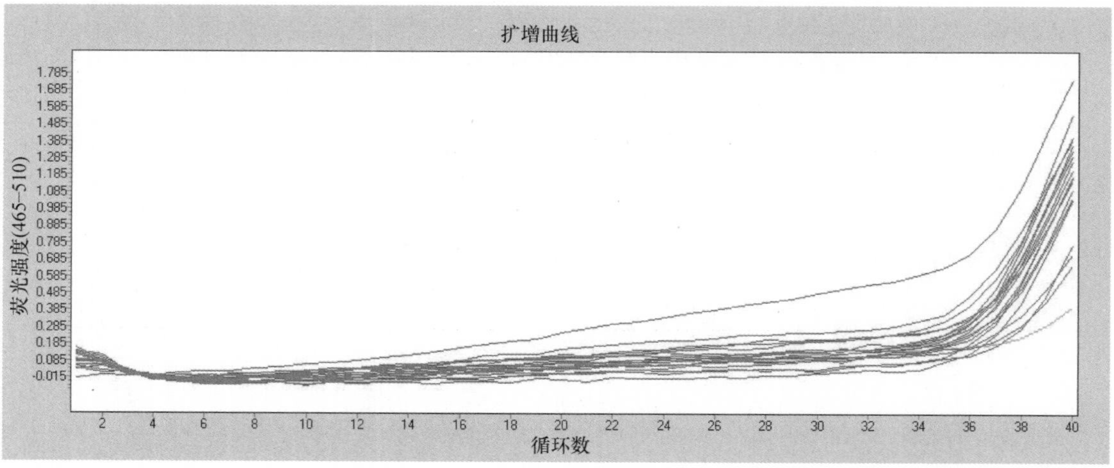

图 3-44　低浓度样品扩增曲线

7）反应条件标准温度下降 8℃条件下扩增，原始浓度及中浓度 C_t 值及扩增曲线见表 3-39、表 3-40、图 3-45、图 3-46，低浓度样品 C_t 值均大于 35，1 孔未扩增，扩增曲线如图 3-47 所示。

预变性	87℃ ×30s	
变性	87℃ ×5s	40 个循环
退火、延伸、收集荧光	52℃ ×35s	40 个循环

表 3-39　原始浓度样品扩增 C_t 值

26.84			26.89			26.88			27.02		27.16
26.89						26.83					26.95
			26.87						26.89		
26.93			26.94			26.91			27.08		26.93

表 3-40　中浓度样品扩增 C_t 值

32.37			32.51			32.39			32.52		32.20
32.28						32.03					32.33
			32.40						32.14		
32.09			32.07			32.31			32.46		32.63

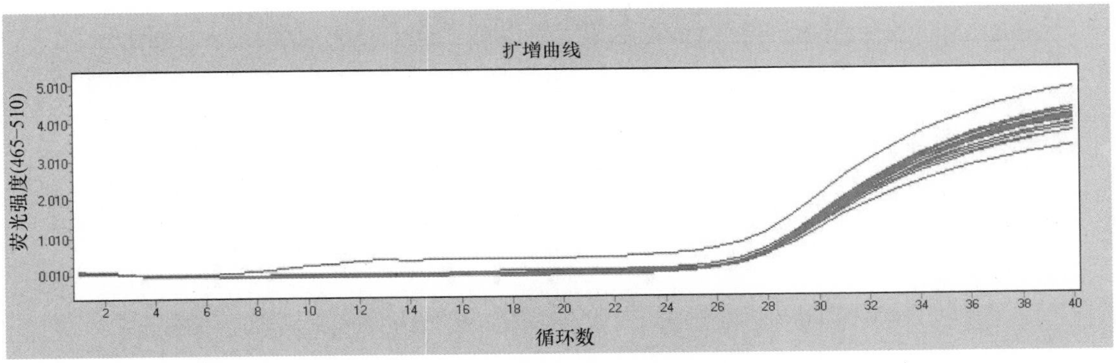

图 3-45　原始浓度样品扩增曲线

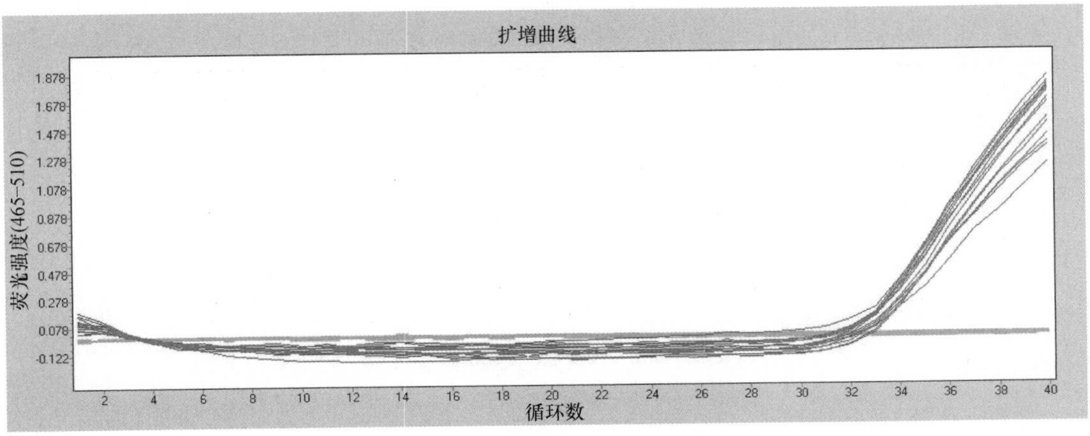

图 3-46　中浓度样品扩增曲线

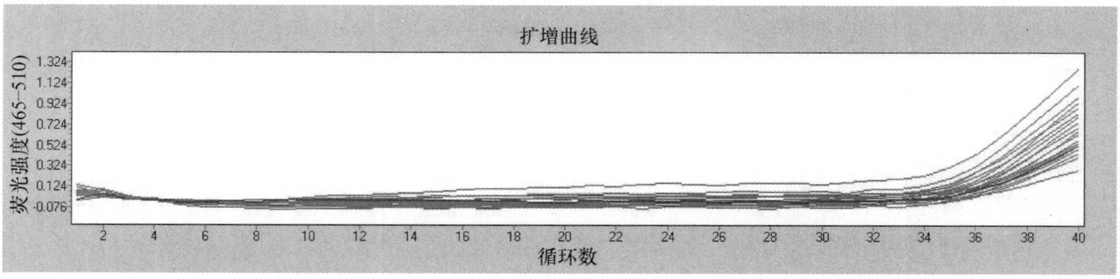

图 3-47　低浓度样品扩增曲线

8）反应条件标准温度下降 9℃条件下扩增，原始浓度及中浓度 C_t 值及扩增曲线见表 3-41、表 3-42、图 3-48、图 3-49，低浓度样品 C_t 值均大于 35，3 孔未扩增，扩增曲线如图 3-50 所示。

表 3-41　原始浓度样品扩增 C_t 值

27.31			27.26			27.13			27.18		27.46
27.27						27.17					27.22
			27.28						27.24		
27.21			27.31			27.17			27.32		27.30

表 3-42　中浓度样品扩增 C_t 值

32.44			32.50			32.29			32.62		32.65
32.40						32.38					32.72
			32.38						32.40		
32.31			32.20			32.42			32.27		32.64

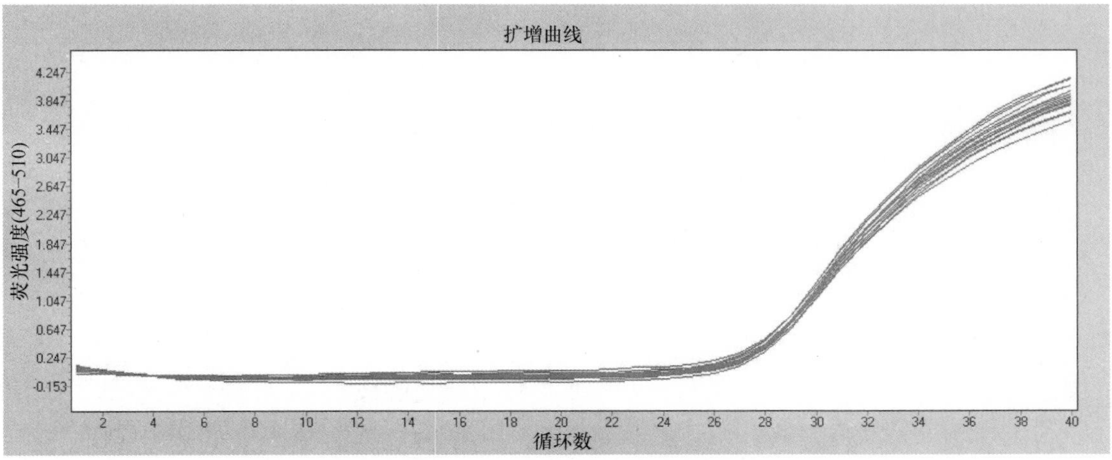

图 3-48 原始浓度样品扩增曲线

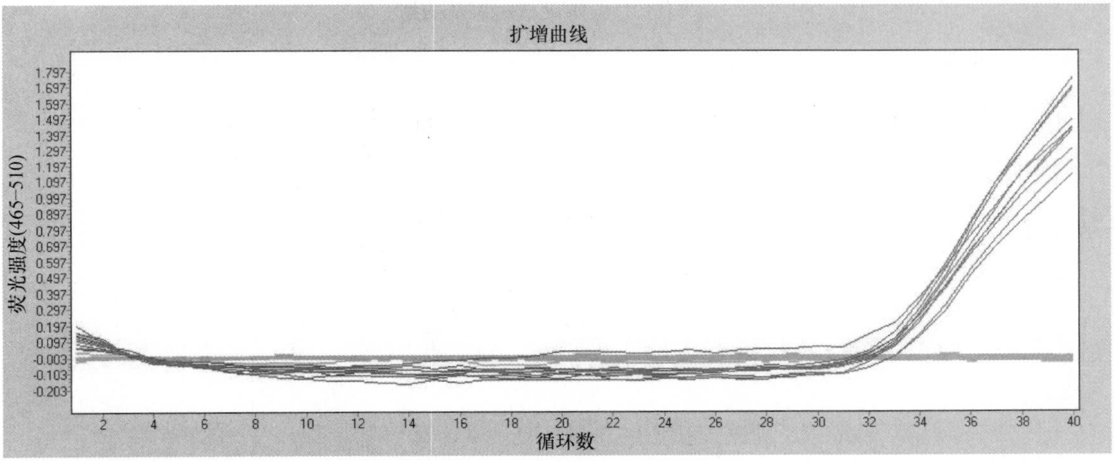

图 3-49 中浓度样品扩增曲线

预变性	86℃ ×30s	
变性	86℃ ×5s	40 个循环
退火、延伸、收集荧光	51℃ ×35s	

（3）控温准确性对不同扩增程序的影响　由于程序 1 调整温度达 13℃才能看到扩增值的明显变化，因此考虑到除大肠 EHEC DNA 扩增对条件要求不苛刻这个因素外，可能是由于控温时间整体较短，程序中温度的因素相对影响不大，因此，实

验又使用了控温时间较长，涉及温度点较多的程序 2 进行扩增，比较控温准确性对不同扩增程序的影响。

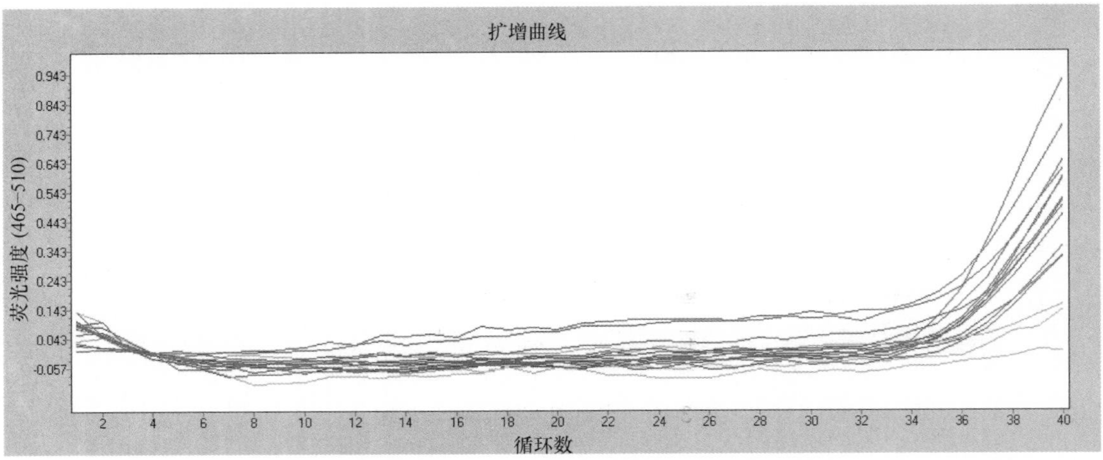

图 3-50　低浓度样品扩增曲线

根据部分检出限测试结果，选取原始浓度（10ng/μL）和最低检出浓度（1×10^{-3}ng/μL）进行测试。采用程序 2 时，分别验证了标准程序整体变化 +2℃、−3℃、−5℃这一系列温度变化后结果的变化。

1）标准温度整体上升 2℃后，原始浓度样品（10ng/μL）和低浓度样本（1×10^{-3}ng/μL）扩增结果如图 3-51 ~ 图 3-53 所示。

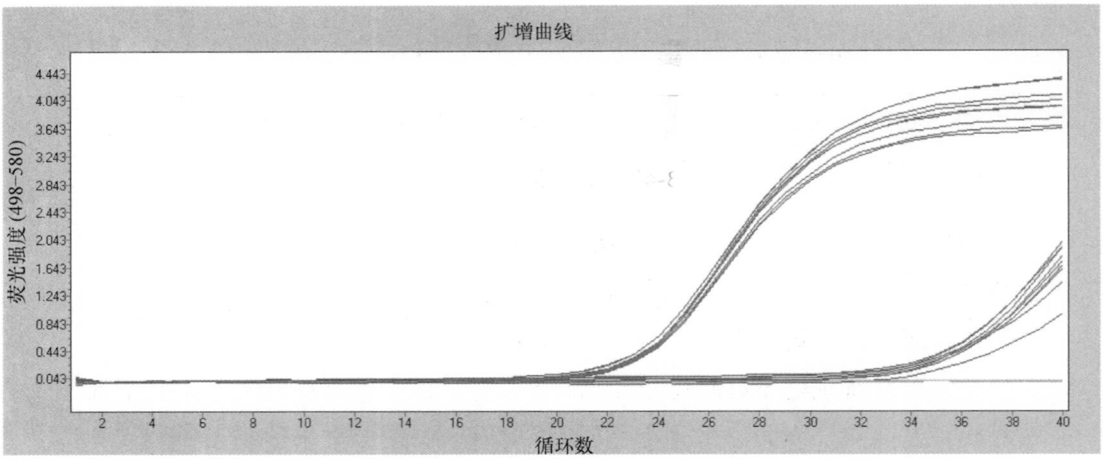

图 3-51　原始浓度和低浓度样品 UidA 基因扩增曲线

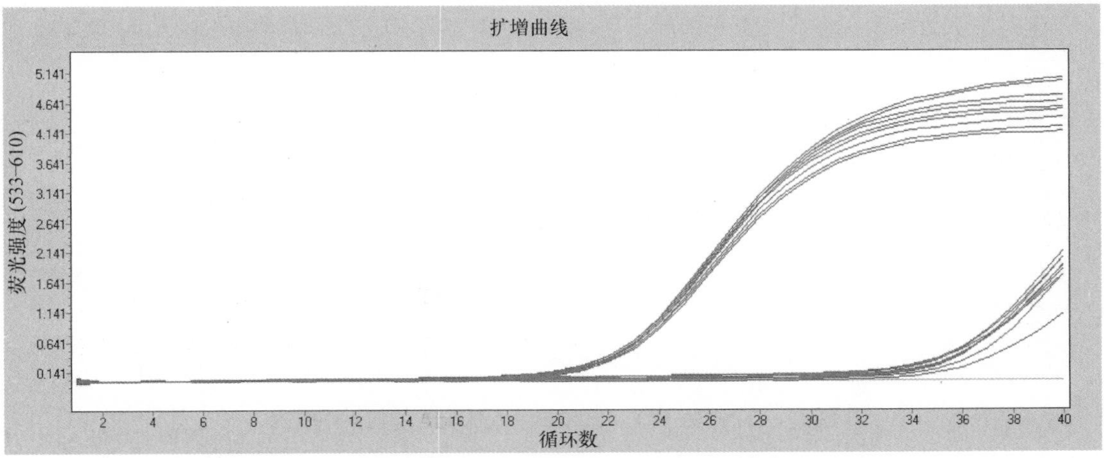

图 3-52　原始浓度和低浓度样品 Stx Ⅰ基因扩增曲线

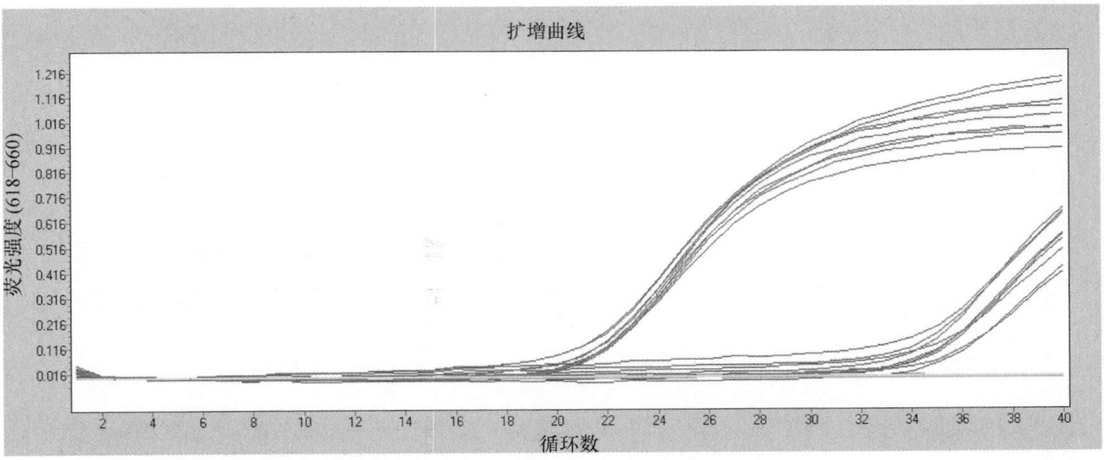

图 3-53　原始浓度和低浓度样品 Stx Ⅱ基因扩增曲线

UDG 酶处理	39℃ ×5min	
预变性	97℃ ×10min	
变性	97℃ ×10s	40 个循环
退火、延伸、收集荧光	57℃ ×40s	

2）标准温度整体下降 3 ℃后，原始浓度样品（10ng/μL）和低浓度样本（1×10^{-3}ng/μL）扩增结果如图 3-54 ~ 图 3-56 所示，低浓度样品 UidA 基因有 1 孔未扩增，而 Stx Ⅱ仅 4 孔有扩增。

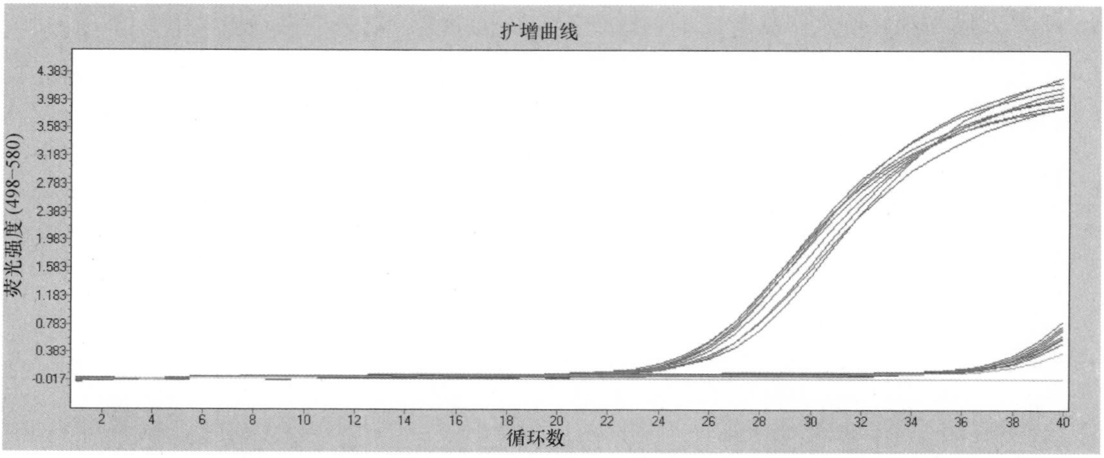

图 3-54　原始浓度和低浓度样品 UidA 基因扩增曲线

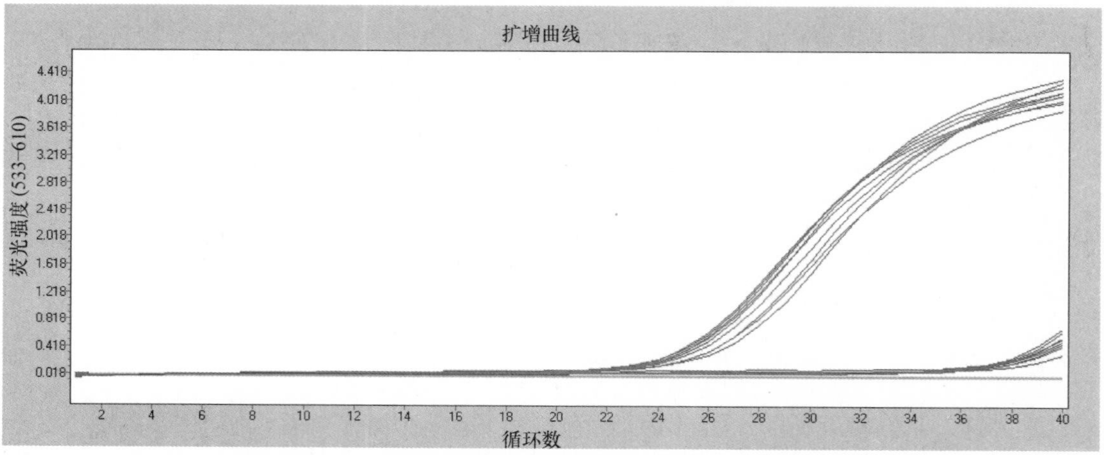

图 3-55　原始浓度和低浓度样品 Stx Ⅰ基因扩增曲线

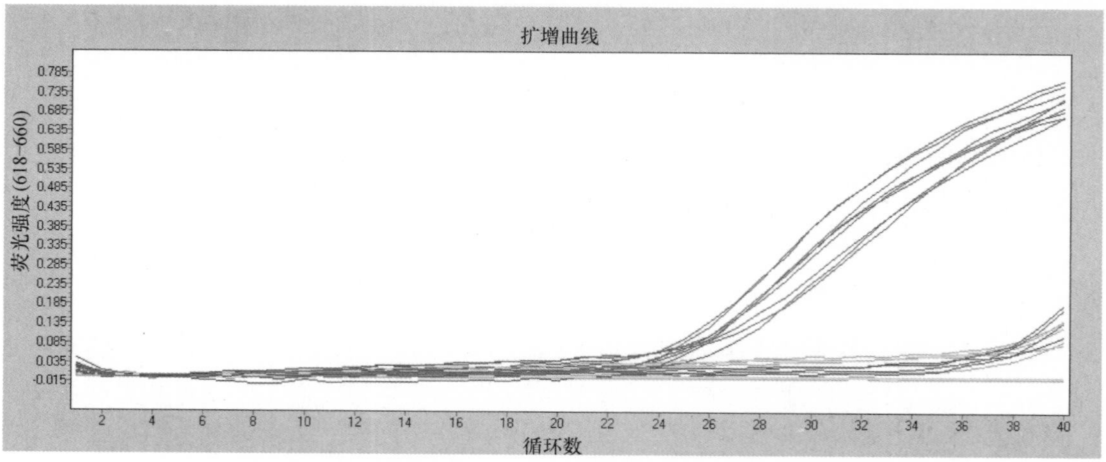

图 3-56　原始浓度和低浓度样品 Stx Ⅱ基因扩增曲线

UDG 酶处理	37℃ ×5min	
预变性	92℃ ×10min	
变性	92℃ ×10s	40 个循环
退火、延伸、收集荧光	52℃ ×40s	

3）标准温度整体下降 5℃后，原始浓度样品（10ng/μL）和低浓度样本（1×10^{-3}ng/μL）扩增结果如图 3-57 ~ 图 3-59 所示。UidA 基因和 Stx Ⅰ基因原始浓度样本扩增曲线不典型，低浓度未扩增；Stx Ⅱ基因原始浓度和低浓度样本均无扩增。

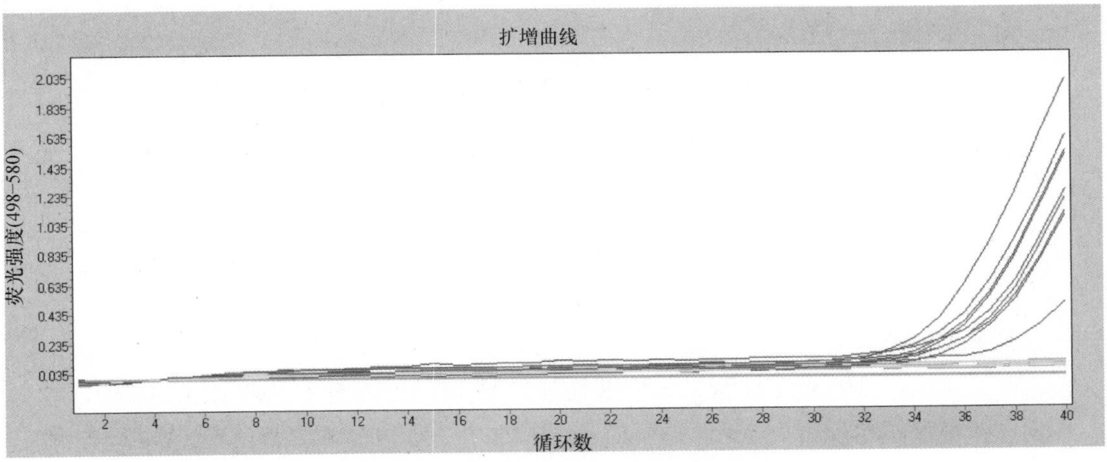

图 3-57　原始浓度和低浓度样品 UidA 基因扩增曲线

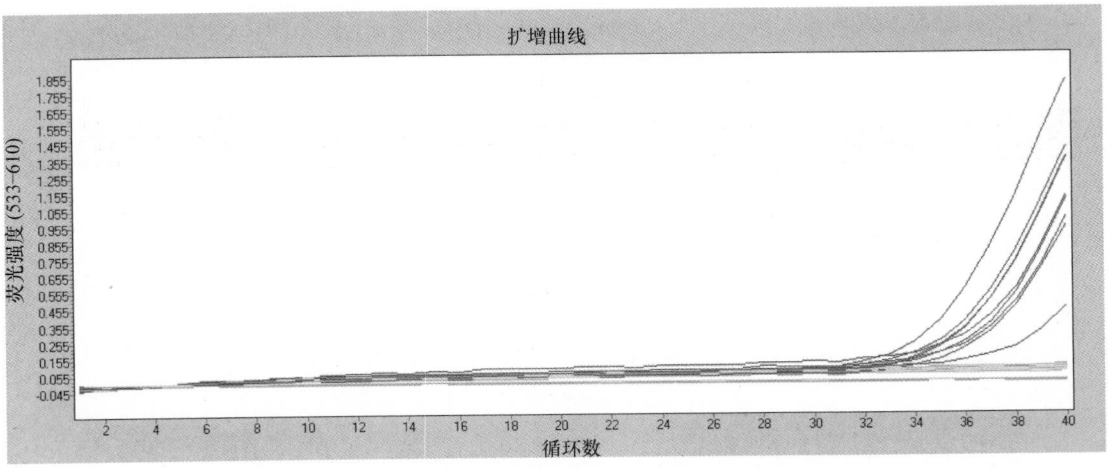

图 3-58　原始浓度和低浓度样品 Stx Ⅰ基因扩增曲线

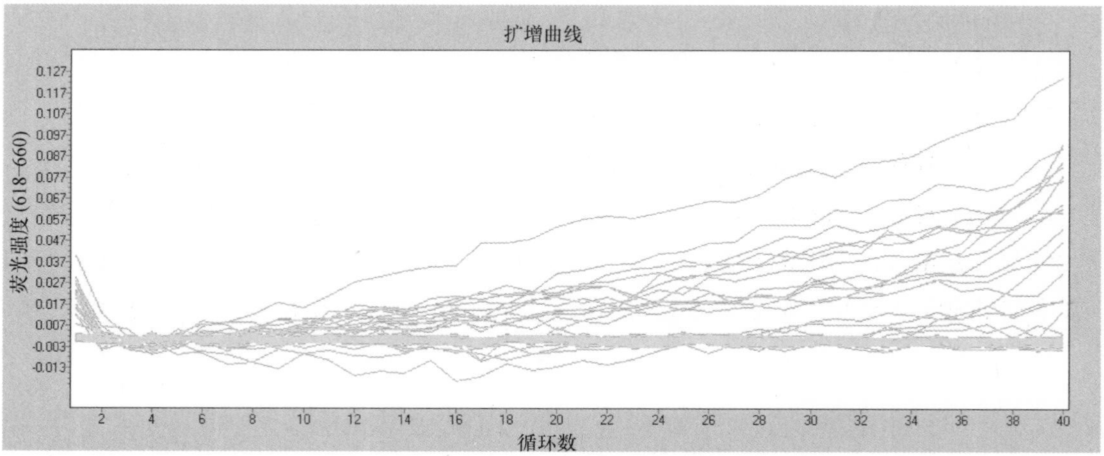

图 3-59　原始浓度和低浓度样品 Stx Ⅱ基因扩增曲线

UDG 酶处理	37℃ ×5min	
预变性	90℃ ×10min	
变性	90℃ ×10s	40 个循环
退火、延伸、收集荧光	50℃ ×40s	

3. 讨论与结论

对于 Roche 480 仪器而言，中浓度样本（EHEC DNA 标准品浓度为 0.1ng/μL），当反应程序整体温度调高 2℃、整体温度调高 4℃、整体温度降低 2℃、整体温度降低 4℃、整体温度降低 6℃、整体温度降低 8℃、整体温度降低 9℃时，Roche 480 仪器检测中浓度阳性样本 C_t 值存在差异（$F = 449.94$，$p < 0.01$）（见表 3-43），说明当 Roche 480 仪器温度变化时，中浓度阳性样本检测 C_t 值受到影响。

表 3-43　Roche 480 仪器控温准确性测试 C_t 值

整体温度调整	n	$\bar{x} \pm s$	F	p
+4℃	15	30.45 ± 0.16	449.94	< 0.01
+2℃	15	30.65 ± 0.10		
−2℃	15	31.02 ± 0.10		
−4℃	15	31.42 ± 0.16		
−6℃	15	31.86 ± 0.13		
−8℃	15	32.32 ± 0.18		
−9℃	15	32.44 ± 0.15		

不同的整体温度变化之间的中浓度样本检测 C_t 值多重比较结果显示，不同整体温度变化之间的 C_t 值均存在显著性差异（p 值均小于 0.01）（见表 3-44），说明本例中浓度阳性样本在上述温度区间，即标准程序温度整体调高 4℃至调低 9℃，中浓度阳性样本检出率未受到影响，但是中浓度阳性样本检测 C_t 值受到影响，并且当 Roche 480 仪器的温度整体变化（从标准程序温度整体调高 4℃至调低 9℃）后，中浓度阳性样本检测 C_t 值随着温度调高而降低，随着温度的调低而升高，由此推测，如果做样本核酸的定量检测，样本核酸的定量检测结果将会受到影响，即影响到定量检测结果的准确性。

表 3-44　Roche 480 仪器控温准确性测试 C_t 值多重比较差异性

整体温度调整	+4℃	+2℃	+4℃	−4℃	+4℃	−8℃	+4℃
+4℃	—	+4℃	—	+4℃	—	+4℃	—
+2℃	有	+2℃	有	+2℃	有	+2℃	有
−2℃	有	−2℃	有	−2℃	有	−2℃	有
−4℃	有	−4℃	有	−4℃	有	−4℃	有
−6℃	有	−6℃	有	−6℃	有	−6℃	有
−8℃	有	−8℃	有	−8℃	有	−8℃	有
−9℃	有	−9℃	有	−9℃	有	−9℃	有

注：有显著性差异，$p < 0.05$。

为了测试不同控温程序及控温时间对同一样品扩增结果的影响，本研究对不同的扩增程序进行了比较，在采用两种程序进行检出限测试时，程序 1 的检出下限是 0.01ng/μL，程序 2 的检出下限是 1×10^{-3}ng/μL。除自己合成引物和成品化试剂盒之间的差异因素外，程序 1 的扩增时间短、扩增步骤少也可能是影响检出下限的原因。

程序 1 温度调整至标准程序的上升 4℃到下降 9℃进行验证，温度上升对 C_t 值影响不大，温度下降时，随着温度的下降，高浓度样本 C_t 值也在变大，每下降 2℃，增加 0.5 ~ 1 个 C_t 值，低浓度样本从下降 6℃开始有样本不能扩增出。程序 2 验证了标准程序整体上升 2℃到下降 5℃温度调整后结果的变化。温度上升对 C_t 值影响不大，温度下降 3℃时，低浓度的样本有基因不能扩增出，温度下降 5℃时，UidA 基因和 Stx Ⅰ 基因高浓度样本 S 形曲线不典型，Stx Ⅱ 基因高浓度样本、低浓度样本均未扩增。对于双链 DNA 的扩增，在引物和酶充足的情况下，对温度的要求比较宽泛，尤其是当扩增中涉及的温度点比较少，控温时间短的反应条件，对温度的影响不敏感，本实验中使用的程序2相较程序1而言，对温度的变化更敏感。不同长度的片段在本次实验中没有发现长度与温度调节敏感性的关系。

二、PCR仪恒温时间（Hold-Time）偏差的影响研究

1. 实验方法

（1）DNA提取　羊全基因组DNA，采用QIAGEN DNeasy Blood & Tissue Kit试剂盒（货号：69504）提取羊肌肉组织DNA。采用Qubit 3.0测定DNA浓度，为100ng/μL。

（2）DNA扩增　采用Promega GoTaq Mix试剂盒（货号：M7438）对上一步得到的样本进行扩增。扩增引物Forward：CGTTAGCCACATAGCACTTGTC，Reverse：TGTTTGTAGGCCGCGGGCTAG。扩增反应体系如下：

Go TaqMix	12.5μL
羊基因座DNA	1μL
引物F（10pmol）	0.5μL
引物R（10pmol）	0.5μL
双蒸水补足至	25μL

（3）PCR仪型号及校准结果

Applied Biosystems Veriti Thermal Cycler（96-Well，0.2mL）。

Eppendorf AG 22331 Hamburg（96-Well，0.2mL）。

BIOER LifeECO（96-Well，0.2mL）。

三台仪器的校准结果详见之前校准报告。

（4）反应条件　三台普通PCR仪所设置的反应条件统一如下：

预变性	95℃ ×5min	
变性	95℃ ×30s	29个循环
退火	55℃ ×30s	29个循环
延伸	72℃ ×30s	29个循环
终延伸	10min	

将所制备样本分别在三台PCR仪的A1、A4、A7、A10、A12、D1、D7、D12、E4、E10、H1、H4、H7、H10、H12孔位进行扩增。孔位选择与进行温度检定的孔位一致，如图3-60所示。

为了验证恒温时间对扩增结果的影响，分别对每台 PCR 仪“变性 - 退火 - 延伸”三个步骤的恒温时间（Hold-Time）统一调整，分别调整为 30s、28s、25s、20s、15s。将上一步 5 个批次获得的扩增结果进行测序分析，测序由 ABI3730 仪器完成。将得到的测序结果与模板序列进行 BLAST 比对，分析扩增产物的序列准确性（是否有基因错配）。

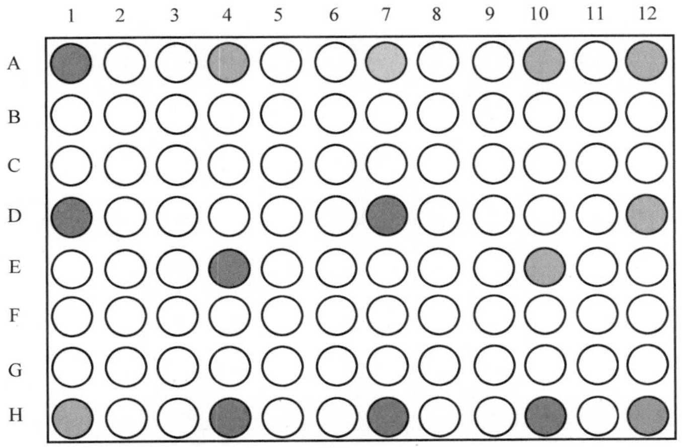

图 3-60　样品放置孔位示意图

2. 结果分析

以下是将“变性 - 退火 - 延伸”三个步骤的恒温时间（Hold-Time）统一调整为 30s、28s、25s、20s、15s 时的实验分析结果，如图 3-61 ~ 图 3-63 所示。

从表 3-45 中可以看出，BIOER LifeECO 型 PCR 仪在“变性 - 退火 - 延伸”三个步骤的恒温时间统一调节至 25s 时已经出现明显扩增结果异常，继续下调至 20s、15s 时出现扩增实验失败。从 BIOER LifeECO 型 PCR 仪的校准报告中可以看出，其设定温度上的恒温时间明显小于设定值（例如设定值为 180s 时，实际校准值只有 141s，详见 BIOER LifeECO 校准报告），从而造成实际实验过程中恒温时间（Hold-Time）远达不到设定要求，从而影响变性、退火及延伸等相关实验步骤中的聚合酶链式反应，进而造成实验结果出现不稳定状态（例如多个孔位出现基因突变错误），甚至造成整板样品的扩增实验失败。

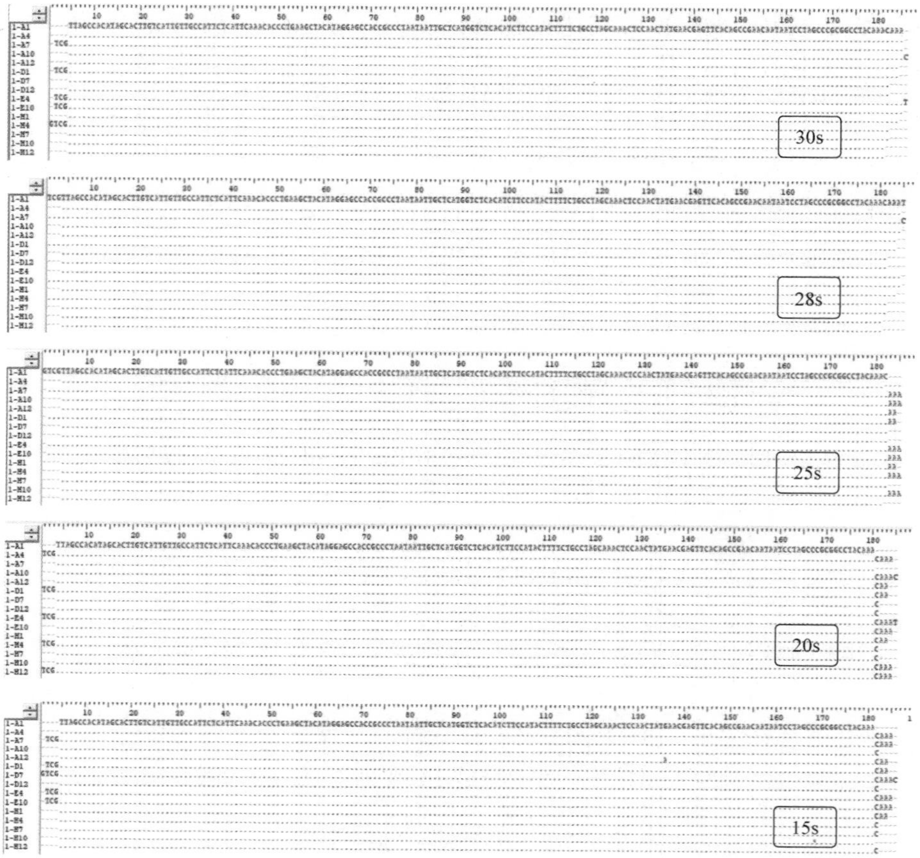

Applied Biosystems Veriti Thermal Cycler（设备厂家 / 设备型号）

图 3-61　不同恒温时间的试验结果

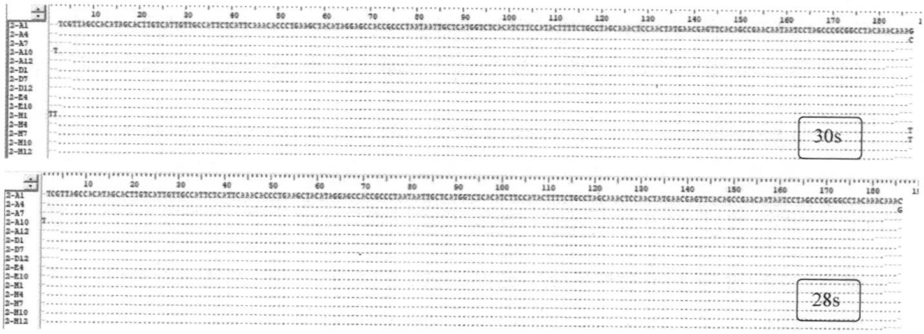

Eppendorf AG 22331 Hamburg（设备厂家 / 设备型号）

图 3-62　不同恒温时间的试验结果

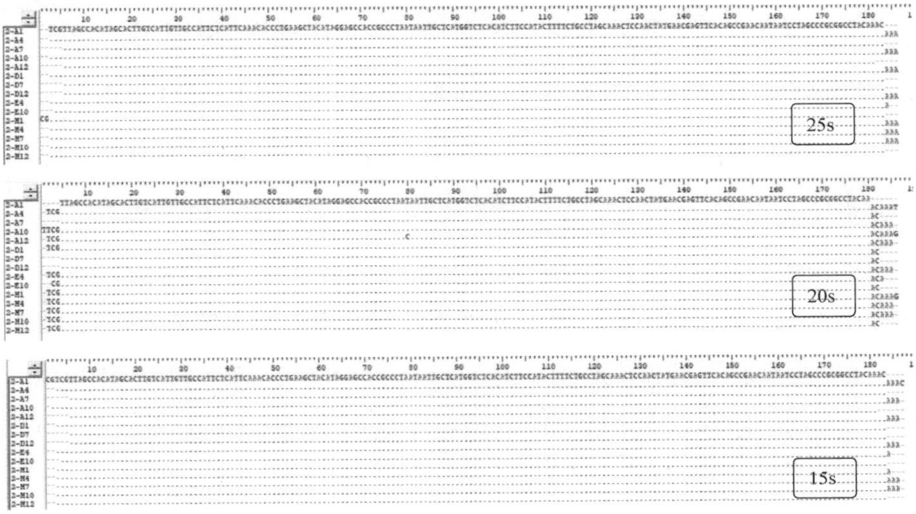

Eppendorf AG 22331 Hamburg（设备厂家 / 设备型号）

图 3-62　不同恒温时间的试验结果（续）

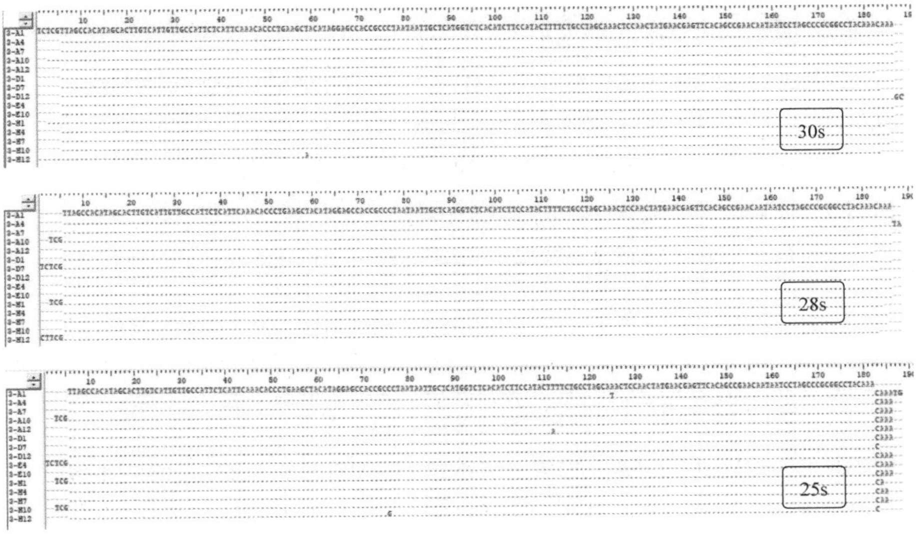

BIOER LifeECO（设备厂家 / 设备型号）

图 3-63　不同恒温时间的试验结果

表 3-45　实验结果汇总

设备厂家 / 设备型号	30s	28s	25s	20s	15s
ABI/Veriti	正常	正常	正常	正常	单个孔位 有基因错配
Eppendorf AG 22331	正常	正常	正常	单个孔位 有基因错配	正常
BIOER LifeECO	单个孔位 有基因错配	正常	多个孔位 有基因错配	未检出 有效扩增结果	未检出 有效扩增结果

3. 讨论与结论

由以上实验结果，可以得出 PCR 仪的恒温时间设定值与实际值之间偏差过大会对样品扩增结果的稳定性造成不良影响，甚至导致扩增实验失败。因此，需要关注 PCR 仪校准报告中恒温时间参数，如果该参数设定值与校准值偏差过大，需要在后续 PCR 实验过程中通过调整恒温时间来进行补偿。

三、结论与应对

作者通过使用大豆基因片段、细菌毒力基因片段的扩增试验，对 PCR 仪温度偏差影响的试验研究结果显示，当反应程序温度偏离时，不论采用哪种设备，都会对扩增效果产生响应。当反应程序整体温度偏差为 +1℃时，相较于标准反应程序下相同 DNA 浓度的 C_t 值，7500 Fast、CFX96 都表现为减小，即影响较小。当反应程序整体温度偏差为 +2℃时，相较于标准反应程序下相同 DNA 浓度的 C_t 值，有些仪器无目标 DNA 扩增，有些仍然能检出弱阳性样本，但 C_t 值有显著变化；当反应程序温度偏差为 −1℃时，实验中涉及的仪器均能检出弱阳性样本。不同仪器（性能合格）对于温度准确性的响应程度有差异，结果变化方向也不一定一致，可能与不同品牌光源信号等有关，但本实验表明 7500 Fast 的温度准确性偏差为 ±1℃时对弱阳性样本测试结果不产生影响，CFX96 的温度准确性对弱阳性样本测试结果影响不明显。相比而言，在本实验中 7500 Fast 比 CFX96 控温精度更好。

虽然在使用 Roche 480 仪器，对细菌毒理基因的实验研究结果显示，中浓度阳性样本在标准程序温度整体调高 4℃至调低 9℃时，中浓度阳性样本检出率未受到影响，但是中浓度阳性样本检测 C_t 值受到影响，并且当 Roche 480 仪器的温度整体变化（从标准程序温度整体调高 4℃至调低 9℃）后，中浓度阳性样本检测 C_t 值随着温度调高而降低，随着温度的调低而升高，由此推测，如果做样本核酸的定量检测，样本核酸的定量检测结果将会受到影响，即影响到定量检测结果的准确性。在低浓度样品扩增中，同样显现了与大豆基因片段相同的趋势，即温度的上升或下降，对检测结果阴阳性产生了颠覆性影响。

以上结果说明，不论仪器品牌、型号如何，对反应程序温度准确性都有响应，但 7500 Fast 的温度准确性偏差为 ±1℃时对弱阳性样本测试结果 C_t 值产生明显影响，CFX96 的温度准确性偏差为 ±1℃时对弱阳性样本测试结果影响不明显。不同品牌仪器，对反应程序温度准确性影响程度有差异。值得关注的是：无论是大豆基因片段还是细菌毒理基因片段，也无论是何种设备，在温度发生 2℃或 3℃偏差时，均会对扩增结果产生影响，有些时候是弱阳性样本不能检出的颠覆性影响。

结果均表明，温度偏离程序设定目标值，对 PCR 扩增效果有影响，但影响程度会因 PCR 设备型号不同而有所差异。因此，对于温度偏差，设定多大数据作为设备校准判定合格与否的临界值，需根据设备品牌、型号来完成。扩增程序如果控温时间整体较短，程序中温度的因素相对影响不大，但该结论还需更多的数据支撑。不同长度的片段在本次实验中没有发现扩增目的片段长度与温度调节敏感性的关系。均匀性方面，无论试验中涉及的哪种品牌、哪种型号的设备，也无论是大豆基因片段或细菌毒理基因片段，反应板板位中间孔的温度具有更均匀的趋势。另一方面，作者在恒温时间方面的实验结果显示，PCR 仪的恒温时间设定值与实际值之间偏差过大会对样品扩增结果的稳定性造成不良影响，甚至导致扩增实验未检出目的片段，或扩增产物发生基因错配，从而导致实验失败。因此，提示使用者应同时关注恒温时间及升降温速率对扩增结果的影响。

针对以上研究结论，对于检测实验室应通过检测过程的质量控制，及时发现上述风险，确保检测结果准确。首先，对于反应板不同孔间不均匀性的影响，建议在实验中尽量将检测样品置于板位中间位置，减少仪器所造成的系统误差。为了监测和降低该风险，建议在实验中使用弱阳性质控，即在边缘容易产生温度偏差的孔设置弱阳性对照孔，监测扩增结果，若对照孔出现了扩增条带或 C_t 值的明显减弱，则提示该批实验结果不可信。应核查孔间温度均匀性，进行设备维修和调试。对于整个反应板的温度偏离，同样可采用阳性对照或弱阳性对照的方式进行检测过程的质量控制来监测和降低风险。例如，在一个批次的检测中，根据各专业具体情况，即阳性、弱阳性对照品的可获得性和成本，选取若干孔设置阳性对照或弱阳性对照，监测扩增结果，若对照孔出现了扩增条带或 C_t 值的明显减小，则提示该批试验结果不可信。

对于恒温时间方面的影响，检测实验室需要关注 PCR 仪校准报告中恒温时间参数，如果该参数设定值与校准值偏差过大，需要在后续 PCR 实验过程中通过调整恒温时间来进行补偿。因此，对于检测实验室，PCR 仪的定期校准和期间核查就显得十分重要，此部分内容将在本章下一节中详细探讨。

针对以上偏离，实验室可采取更为系统和专业的质量控制手段，即质量控制图（质控图）。质控图的优势在于不仅能够发现和监测检测结果的偏离，还能够预见出检测结果的发展趋势，提示实验人员及时发现偏离的趋势。提前采取措施，避免出现不满意结果。在 ISO/IEC 17025《检测和校准实验室能力的通用要求》7.7 确保结果的有效性的要素中，也要求实验室在使用时，以质控图的方式监测检测结果。下面简要介绍质控图的相关实施内容。

质量控制样品的四个必备条件：待测目标值含量稳定、样品基体均匀、保存有效、样品具备足够的量。如果可获得拷贝数稳定的质控品，例如已知含量的新冠假病毒标准品，或已知含量的转基因标准品，就可以尝试制作质控图。在每次检测时，除检测样品外，测定质控样品，获得一个数据。质控样品测定值积累 20 个以上时，就可制作质控图。以后，每次检测进行一次质控品的测试，就可以不断积累数据，并使用质控图对检测结果进行分析，识别和发现数据偏离正常范围的趋势。一般认为，如果此点位于中心线附近，上、下警告限之间的区域内，则测定过程处于控制状态；如果此点超出上述区域，但仍在上、下控制限之间的区域内，则提示分析质量开始变劣，可能存在失控倾向，应进行初步检查，并采取相应的校正措施；如果此点落在上、下控制限之外，则表示测定过程失去控制，应立即检查原因，予以纠正，并重新测定该批全部样品。

第二节　PCR 仪期间核查

一、期间核查涉及的条款

期间核查是通过技术手段监控测量设备性能状态的一种有效途径，是实验室、检验机构、标准物质生产者、能力验证提供者等合格评定机构为保证结果准确而常用的质量控制手段之一。在国际标准 ISO/IEC 17025：2017《检测和校准实验室能力的通用要求》、国家标准 JJF 1069—2012《法定计量检定机构考核规范》、认可准则 CNAS-CL01：2018《检测和校准实验室能力的通用要求》、军用实验室认可标准

GJB 2725A—2001《测试实验室和校准实验室通用要求》等文件中，对期间核查均有相关具体要求。期间核查的目的是“验证其功能或计量特性能否持续满足规范或规定要求”，正确合理地进行期间核查，能够有效监控测量设备状态、保证测量结果的质量。

（一）ISO/IEC 17025：2017 涉及的条款

在 ISO/IEC 17025：2017《检测和校准实验室能力的通用要求》中，对测量设备期间核查的要求涉及如下几条：

标准中 6.4.4：当设备投入使用或重新投入使用前，实验室应验证其符合规定要求。

标准中 6.4.10：当需要利用期间核查以保持设备性能的信心时，应按程序进行核查。

标准中 7.7.1：实验室应有监控结果有效性的程序。记录结果数据的方式应便于发现其发展趋势，如可行，应采取统计技术审查结果。实验室应对监控进行策划和审查，适当时，监控应包括但不限于测量设备的期间核查。

ISO/IEC 17025:2017 与 ISO/IEC 17025:2005 相比，期间核查扩展至所有设备，即校准测量设备与非校准测量设备。同时，测量设备的期间核查已作为实验室确保结果有效性的 11 种内部质量监控方式之一。

在 JJF1069—2012《法定计量检定机构考核规范》中，对测量设备期间核查的要求涉及如下几条：

标准中 6.4.2:用于检定、校准和检测的设备（包括软件）应达到要求的准确度，并符合相应的计量技术规范要求。设备在使用前应进行检查和（或）校准。

标准中 6.4.5.5：无论什么原因，若设备脱离了机构的直接控制，机构应确保该设备返回后，在使用前对其功能和检定或校准状态进行检查并能显示满意结果。

标准中 6.4.5.6：当需要利用期间核查以维持设备检定或校准状态的可信度时，应按规定的程序进行。

标准中 7.6.3.3：期间核查应根据规定的程序和日程对计量基准、计量标准、传递标准或工作标准以及标准物质进行核查，以保持其检定或校准状态的置信度。

（二）RB/T 214—2017 涉及的条款

在 RB/T 214—2017《检验检测机构资质认定能力评价—检验检测机构通用要求》中，对测量设备期间核查的要求涉及如下几条：

标准中 4.4.3：当需要利用期间核查以保持设备的可信度时，应建立和保持相关的程序。

标准中 4.4.4：若设备脱离了检验检测机构的直接控制，应确保该设备返回后，在使用前对其功能和检定、校准状态进行核查，并得到满意结果。

标准中 4.4.5：设备出现故障或异常时，检验检测机构应采取相应措施，如停止使用、隔离或加贴停用标签，直至修复并通过检定、校准或核查表明能正常工作为止。

（三）GJB 2725A—2001 涉及的条款

在 GJB 2725A—2001《测试实验室和校准实验室通用要求》中，对测量设备期间核查的要求涉及如下几条：

标准中 5.5.2：实验室用于抽样、测试、校准或检定的设备及其软件应达到所要求的准确度，并符合测试、校准或检定的相应技术规范。对结果有重要影响的仪器的关键量或值，应制定校准或检定计划。设备（包括抽样的设备）首次使用前和日常使用中，应进行校准、检定、核查，以证实能够满足实验室的技术规范和相应的标准要求。

标准中 5.5.9：无论什么原因，如设备脱离实验室的直接控制，实验室应确保该设备返回后，在使用前对其功能及校准状态进行检查并符合要求。

标准中 5.5.10：需要用周期内的核查来保持设备校准状态的可信度时，应按规定的检查方法执行。

标准中 5.6.3.3：周期内的核查：实验室应按照规定的程序和计划对参照标准、主标准、传递标准或工作标准以及标准物质进行核查，以保持校准状态的可信度。

二、期间核查注意事项

PCR 仪的使用者应根据所在实验室需遵循的要求对 PCR 仪制定期间核查计划，并按计划进行期间核查。

（1）使用机构需考虑的因素　对 PCR 仪进行期间核查时，使用机构需考虑以下因素：

1）检测 / 校准方法的要求。

2）设备的稳定性。

3）设备的使用寿命和运行状况。

4）设备的校准周期。

5）设备历次校准的结果及变化趋势。

6）质量控制结果。

7）设备的使用范围（或参数）、使用频率和使用环境。

8）设备的维护保养情况。

9）是否具备实施期间核查的资源或配置期间核查资源的成本。

10）测量结果的用途及与结果相关的风险大小。

（2）期间核查的文件　在实施期间核查的过程中，期间核查的文件应至少包括以下内容：

1）被核查对象的范围。

2）实施期间核查活动的部门和相关人员的职责。

3）实施期间核查的工作流程。

4）实施期间核查的作业指导文件。

（3）作业指导文件　作业指导文件的内容应明确具体，便于操作人员的理解和实施，通常应包括以下内容：

1）被核查对象，包括设备的名称和型号等信息。

2）核查内容（设备具体的功能或计量特性）。

3）核查标准，包括名称、唯一性编号、计量特性（如参考值和测量不确定度）等信息。

4）核查的环境要求，确保环境条件不影响核查结果的有效性。

5）核查步骤。

6）核查时机或频次。

7）核查结果的判据及采取的应对措施。

8）核查的记录表格。必要时，期间核查作业指导文件在发布实施前，机构应对其可行性和有效性进行确认。

目前实验室常见的 PCR 仪主要包括普通 PCR 仪和实时荧光定量 PCR 仪，对于普通 PCR 仪需要使用 PCR 仪温场检测装置对其控温系统进行期间核查，对于实时荧光定量 PCR 仪既需要对其控温系统进行期间核查，还需要对其荧光系统进行期间核查。

控温系统的期间核查参数包括：温度偏差、温度均匀度、平均升温速率、平均降温速率、温度过冲等，可结合实验室对 PCR 仪的具体需求进行取舍。温控系统的常规期间核查方法：

1）建议使用专业的PCR分析仪温场校准装置，可以完成精确的温度检测，数据采集计算分析，绘制整个控温模块的实时热图。准确测量并计算出各个核查参数，快速准确全面地反映被测PCR仪温控系统的实时状况。

2）在不具备温场验证系统的实验室，可以采用替代反应方法来验证仪器温度是否准确。实验室可以根据条件具体设定标准反应的体系，妥善分装保存。在PCR仪需要校验温度时，严格按照标准条件执行标准反应，通过检验标准反应的反应效率及反应产物的特异性和产量与仪器初始使用时的一致性来比较推定仪器温控模块系统的工作状况，以此帮助提示PCR仪的温度准确性信息。这种标准反应比较法既简单快速又经济，虽然给不出具体校验参数的准确值，却也能综合反映仪器温控模块的总体状况。使得不具备测温设备的实验室也能对PCR仪的温控模块状况有所了解。

光学系统的期间核查参数一般包括：C_t值示值误差、C_t值均匀度、C_t值精密度、通道峰高一致性、线性灵敏系数、熔解温度漂移、熔解温度比、荧光强度精密度、样本精密度、荧光线性相关系数、样本线性相关系数等。光学系统的常规核查方法：

1）建议使用荧光定量PCR仪光学扩增模拟器对荧光定量PCR仪光学部分和温度部分同时进行核查。

2）不具备荧光定量PCR仪光学扩增模拟器的实验室，可采用国内外有证标准物质，如质粒DNA标准物质、核糖核酸标准物质、质控品等进行荧光定量PCR仪的核查。

3）也可通过参加质量控制活动来进行期间核查，例如：实验室间比对活动，包括能力验证（室间质量评价）；实验室内质控活动，包括盲样考核、设备比对、质量控制图等。

三、PCR仪（温度部分）期间核查方法示例

（一）PCR仪（温度部分）期间核查规程

1. 范围

本核查规程适用于以金属模块进行温度调控的PCR仪控温系统的期间核查，包括普通PCR仪及荧光定量PCR仪。

2. 概述

本核查规程以聚合酶链反应分析仪温场校准装置测定PCR仪控温系统的准确

性、温度均匀性、升降温速率等指标，以判定是否符合仪器技术标准。

3. 制定依据

制定依据：JJF 1527—2015《聚合酶链反应分析仪校准规范》、JJF（浙）1124—2016《基因扩增仪（聚合酶链反应分析仪）校准规范》。

注： 可根据所属领域增加或减少制定依据，本案例以 JJF 1527—2015《聚合酶链反应分析仪校准规范》和 JJF（浙）1124—2016《基因扩增仪（聚合酶链反应分析仪）校准规范》为依据进行期间核查规程的编写。

4. 被核查设备

被核查设备见表 3-46。

表 3-46　被核查设备

名称	型号	编号	制造厂 / 商
基因扩增仪	Myclcer™ Thermal Cycler	580BR09027	BIO-RAD

5. 核查标准

核查标准见表 3-47。

表 3-47　核查标准

名称	编号	型号规格	不确定度 / 准确度等级 / 最大允许误差
聚合酶链反应分析仪温场校准装置	0001	Temp-Cali（q）PCR	$U=0.06$℃，$k=2$

6. 核查的环境条件要求

温度：10℃ ~ 40℃；相对湿度：15% ~ 75%。

7. 核查点及项目

1）核查点：30℃、50℃、60℃、70℃、90℃、95℃。

2）核查项目：温度示值误差、温度均匀性、平均升温速率、平均降温速率。

8. 核查频次

每个计量检定周期内至少应做一次期间核查。

9. 核查方法

对于温度示值误差、温度均匀性、平均降温速率、温度过冲核查，应根据核查点要求，将 PCR 仪按照表 3-48 设定温度程序，将聚合酶链反应分析仪温场校准启动完成后按图 3-64 所示置于 PCR 仪（96 孔）加热模块中，记录整个数据采集过程并保存。

表 3-48　PCR 仪温度控制程序标准程序表

步骤	设定温度点	设定温度持续时间
1	30℃	1min
2	95℃	3min
3	30℃	2min
4	90℃	3min
5	50℃	3min
6	70℃	3min
7	60℃	3min
8	30℃	1min

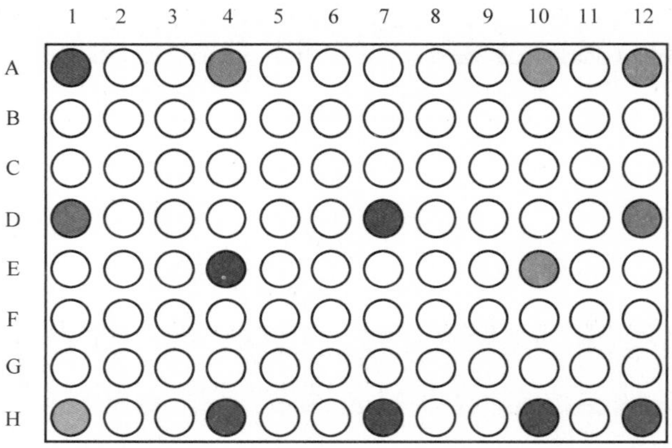

图 3-64　温度传感器布点示意图

1）温度示值误差按照式（3-1）计算：

$$\Delta T_d = T_s - \bar{T}_c \quad (3\text{-}1)$$

式中　ΔT_d——温控装置工作区域内温度示值误差（℃）；

T_s——温控装置工作区域内设定温度值（℃）；

$\bar{T}_c$——所有测温传感器测量值的平均值（℃），$\bar{T}_c = \frac{1}{n}\sum_{i=1}^{n} T_i$；

T_i——第 i 个温度传感器测定值（℃）。

2）温度均匀度按照式（3-2）计算：

$$\Delta T_u = T_{max} - T_{min} \quad (3\text{-}2)$$

式中　ΔT_u——温度均匀度（℃）；

T_{max}——所有测温传感器测定值的最大值（℃）；

T_{min}——所有测温传感器测定值的最小值（℃）。

3）平均升温速率的计算。仪器从 30℃升温至 95℃时，平均升温速率按照式（3-3）计算：

$$v_{UT}=\frac{T_B-T_A}{t} \tag{3-3}$$

式中　v_{UT}——平均升温速率（℃/s）；

T_A——30℃温度点测量值（℃）；

T_B——95℃温度点测量值（℃）；

t——从 T_A 到 T_B 的时间（s）。

4）平均降温速率的计算。仪器从 95℃降温至 30℃时，平均降温速率按照式（3-4）计算：

$$v_{DT}=\frac{T_B-T_A}{t} \tag{3-4}$$

式中　v_{DT}——平均降温速率（℃/s）；

T_A——30℃温度点测量值（℃）；

T_B——95℃温度点测量值（℃）；

t——从 T_B 到 T_A 的时间（s）。

10. 核查结果判定及处理

（1）核查结果判定

1）温度示值误差结果。若 30℃、50℃、60℃、70℃时温度示值误差≤ 0.5℃，90℃时温度示值误差≤ 0.6℃，95℃时温度示值误差≤ 0.8℃，则温度示值误差的核查结果符合要求，否则不符合要求。

2）温度均匀性结果。若 30℃、50℃、60℃、70℃时温度均匀性≤ 1.0℃，90℃、95℃时温度均匀性≤ 1.5℃，则温度均匀性的核查结果符合要求，否则不符合要求。

3）平均升温速率结果。若从 30℃升温至 90℃的平均升温速率≥ 1.5℃/s，则平均升温速率的核查结果符合要求，否则不符合要求。

4）平均降温速率结果。若从 90℃降温至 30℃的平均降温速率≥ 1.5℃/s，则平均降温速率的核查结果符合要求，否则不符合要求。

注：核查结果判定原则可根据核查规程所依据的文件或实验室的实际使用要求制定。

（2）核查结果的处理　若核查结果符合要求，可继续使用；若核查的检测项目结果接近临界要求值时，应加大核查频次或采取其他有效措施（如校准）做进一步验证以规避风险。

（二）核查记录

PCR 仪期间核查记录见表 3-49。

表 3-49　普通基因扩增（PCR）仪期间核查记录

<table>
<tr><td rowspan="2">被核查设备</td><td colspan="2">型号</td><td colspan="3">编号</td><td>制造厂 / 商</td></tr>
<tr><td colspan="2">Myclcer™ Thermal Cycler</td><td colspan="3">580BR09027</td><td>BIO-RAD</td></tr>
<tr><td rowspan="2">核查标准</td><td>名称</td><td>编号</td><td colspan="3">型号规格</td><td>最大允许误差</td></tr>
<tr><td>聚合酶链反应分析仪
温场校准装置</td><td>0001</td><td colspan="3">Temp-Cali（q）PCR</td><td>$U=0.06$℃，$k=2$</td></tr>
<tr><td>核查条件</td><td colspan="6">温度：10℃～40℃；相对湿度：15%～75%。</td></tr>
<tr><td colspan="7">核查记录</td></tr>
<tr><td colspan="4">核查点：温度准确性、温度均匀性、升降温速率</td><td colspan="3">核查时间：20××年××月××日</td></tr>
<tr><td>环境条件</td><td colspan="5">温度：25℃</td><td>湿度：41%</td></tr>
<tr><td>核查项目</td><td colspan="6">核查结果</td></tr>
<tr><td rowspan="7">温度准确性
温度均匀性</td><td>设定温度</td><td colspan="2">平均温度</td><td colspan="2">温度偏差</td><td>温度均匀性</td></tr>
<tr><td>30℃</td><td colspan="2">29.81</td><td colspan="2">0.19</td><td>0.43</td></tr>
<tr><td>50℃</td><td colspan="2">49.88</td><td colspan="2">0.12</td><td>0.37</td></tr>
<tr><td>60℃</td><td colspan="2">60.19</td><td colspan="2">−0.19</td><td>0.32</td></tr>
<tr><td>70℃</td><td colspan="2">70.16</td><td colspan="2">−0.16</td><td>0.33</td></tr>
<tr><td>90℃</td><td colspan="2">90.27</td><td colspan="2">−0.27</td><td>0.44</td></tr>
<tr><td>95℃</td><td colspan="2">90.40</td><td colspan="2">−0.40</td><td>0.49</td></tr>
<tr><td>平均升温速率</td><td colspan="6">2.39℃ /s</td></tr>
<tr><td>平均降温速率</td><td colspan="6">1.88℃ /s</td></tr>
<tr><td rowspan="8">核查结果
判定</td><td>核查点</td><td>核查项目</td><td colspan="2">技术指标</td><td colspan="2">结论</td></tr>
<tr><td>30℃、50℃、60℃、
70℃</td><td rowspan="3">温度偏差</td><td colspan="2">≤ 0.5℃</td><td colspan="2" rowspan="3">☑符合 □不符合</td></tr>
<tr><td>90℃</td><td colspan="2">≤ 0.6℃</td></tr>
<tr><td>95℃</td><td colspan="2">≤ 0.8℃</td></tr>
<tr><td>30℃、50℃、60℃、
70℃</td><td rowspan="2">温度
均匀性</td><td colspan="2">≤ 1.0℃</td><td colspan="2" rowspan="2">☑符合 □不符合</td></tr>
<tr><td>90℃、95℃</td><td colspan="2">≤ 1.5℃</td></tr>
<tr><td>30℃～90℃</td><td>平均升
温速率</td><td colspan="2">≥ 1.5℃ /s</td><td colspan="2">☑符合 □不符合</td></tr>
<tr><td>90℃～30℃</td><td>平均降
温速率</td><td colspan="2">≥ 1.5℃ /s</td><td colspan="2">☑符合 □不符合</td></tr>
<tr><td colspan="7">核查结果的处理</td></tr>
<tr><td colspan="7">☑继续使用　　□停止使用，查找原因</td></tr>
<tr><td colspan="2">核查人</td><td colspan="2"></td><td colspan="2">复核</td><td></td></tr>
</table>

四、荧光定量 PCR 仪（荧光部分）期间核查方法示例

（一）荧光定量 PCR 仪（荧光部分）期间核查规程

1. 范围

本核查规程适用于荧光定量 PCR 仪荧光部分的期间核查。荧光定量 PCR 仪温度部分的期间核查与普通 PCR 仪相同。

2. 概述

本核查规程采用质粒 DNA 标准物质来测量荧光定量 PCR 仪荧光强度精密度、样本精密度、样本线性相关性、样本示值误差，以判定是否符合仪器技术标准。

3. 制定依据

制定依据：JJF 1527—2015《聚合酶链反应分析仪校准规范》和 JJF（苏）222—2019《实时荧光定量 PCR 仪校准规范》。

注：可根据所属领域增加或减少制定依据。

4. 被核查设备

被核查设备见表 3-50。

表 3-50　被核查设备

名称	型号	编号	制造厂 / 商
荧光定量 PCR 仪	7500 Real-Time PCR System	27361873	Applied Biosystems

5. 核查标准

核查标准见表 3-51。

表 3-51　核查标准

名称	编号	型号规格	不确定度 / 准确度等级 / 最大允许误差
质粒 DNA 标准物质	—	拷贝数≥ 10^9 copies/μL	相对扩展不确定度≤ 5%

6. 核查的环境条件要求

温度：（10 ~ 30）℃；相对湿度：30% ~ 75%。

7. 核查点及项目

核查项目：荧光强度精密度、样本精密度、样本线性相关性、样本示值误差。

8. 核查频次

每个计量检定周期内至少应做一次期间核查。

9. 核查方法

（1）荧光强度精密度　在设备测定范围内，随机选取 n（$n \geqslant 1$）个检测孔。分别配制各通道的标准荧光染料溶液进行检测，高、中、低浓度每种校准染料检测 1 次，光学系统收集目标通道的数据。按照式（3-5）计算荧光强度的相对实验标准偏差，以其作为荧光强度精密度。

$$RSD_F = \frac{1}{\bar{F}} \times \sqrt{\frac{\sum_{i=1}^{n}(F_i - \bar{F})^2}{n-1}} \times 100\% \tag{3-5}$$

式中　RSD_F——荧光强度精密度；

F_i——仪器单孔单次测得的荧光值；

$\bar{F}$——仪器测得的荧光值的平均值。

（2）样本精密度　选用配套使用的试剂盒对高、中、低浓度 DNA 标准物质进行检测，每一浓度重复检测 6 孔。按照式（3-6）计算 C_t 值的相对实验标准偏差，以其作为样本测量精密度。

$$RSD_S = \frac{1}{\bar{S}} \times \sqrt{\frac{\sum_{i=1}^{n}(S_i - \bar{S})^2}{n-1}} \times 100\% \tag{3-6}$$

式中　RSD_S——样本精密度；

S_i——仪器单孔单次测得的 C_t 值；

$\bar{S}$——仪器测得的 C_t 的平均值。

（3）样本线性相关性　将已知浓度 DNA 质粒标准物质梯度稀释后（至少稀释 5 个梯度），根据所选用的 DNA 质粒标准物质设置荧光定量 PCR 仪程序进行测量，将扩增 C_t 值与浓度对数值进行线性回归，计算其线性回归系数 r。

（4）样本示值误差　按式（3-7）计算样本示值误差：

$$\Delta c = \bar{c}_c - c_s \tag{3-7}$$

式中　Δc——样本示值误差（copies/μL）；

$\bar{c}_c$——仪器测量平均值（copies/μL）；

c_s——标准物质标称值（copies/μL）。

10. 核查结果判定及处理

（1）核查结果判定

1）荧光强度精密度：若 ≤ 5%，则核查结果符合要求，否则不符合要求。

2）样本精密度：若≤ 3%，则核查结果符合要求，否则不符合要求。

3）样本线性相关系数，若≥ 0.980，则核查结果符合要求，否则不符合要求。

4）样本示值误差可根据实验要求进行判定。

注：核查结果判定原则可根据核查规程所依据的文件或实验室的实际使用要求制定。

（2）核查结果的处理　若核查结果符合要求，可继续使用；若核查的检测项目结果接近临界要求值时，应加大核查频次或采取其他有效措施（如校准）做进一步验证以规避风险。

（二）核查记录

普通 PCR 仪期间核查记录见表 3-52。

表 3-52　荧光定量 PCR 仪期间核查记录

<table>
<tr><td rowspan="2">被核查设备</td><td colspan="2">型号</td><td>编号</td><td colspan="2">制造厂 / 商</td></tr>
<tr><td colspan="2">7500 Real-Time PCR System</td><td>27361873</td><td colspan="2">Applied Biosystems</td></tr>
<tr><td rowspan="2">核查标准</td><td>名称</td><td>编号</td><td>型号规格</td><td colspan="2">最大允许误差</td></tr>
<tr><td>质粒 DNA 标准物质</td><td>—</td><td>拷贝数≥ 10⁹ copies/μL</td><td colspan="2">相对扩展不确定度≤ 5%</td></tr>
<tr><td>核查条件</td><td colspan="5">温度：（10～30）℃；相对湿度：30%～75%</td></tr>
<tr><td colspan="6">核查记录</td></tr>
<tr><td colspan="6">核查时间：20×× 年 ×× 月 ×× 日</td></tr>
<tr><td>环境条件</td><td colspan="3">温度：26.0℃</td><td colspan="2">相对湿度：40%</td></tr>
<tr><td>核查项目</td><td colspan="5">核查结果</td></tr>
<tr><td>荧光强度精密度</td><td colspan="5">低值：3.2%；中值：2.5%；高值：2.2%</td></tr>
<tr><td>样本精密度</td><td colspan="5">低值：1.5%；中值：1.3%；高值：1.2%</td></tr>
<tr><td>样本线性相关系数</td><td colspan="5">0.989</td></tr>
<tr><td>样本示值误差</td><td colspan="5">0.4×10⁵（标准值 2.2×10⁵）</td></tr>
<tr><td rowspan="5">核查结果判定</td><td colspan="2">核查项目</td><td>技术指标</td><td colspan="2">结论</td></tr>
<tr><td colspan="2">荧光强度精密度</td><td>≤ 5%</td><td colspan="2">☑符合　□不符合</td></tr>
<tr><td colspan="2">样本精密度</td><td>≤ 3%</td><td colspan="2">☑符合　□不符合</td></tr>
<tr><td colspan="2">样本线性相关系数</td><td>≥ 0.980</td><td colspan="2">☑符合　□不符合</td></tr>
<tr><td colspan="2">样本示值误差</td><td>—</td><td colspan="2">☑符合　□不符合</td></tr>
<tr><td colspan="6">核查结果的处理</td></tr>
<tr><td colspan="6">☑继续使用　　□停止使用，查找原因</td></tr>
<tr><td>核查人</td><td colspan="2"></td><td>复核</td><td colspan="2"></td></tr>
</table>

第三节　核酸扩增结果的室内质控

一、质控图的定义

质控图是实验室进行内部质量控制最重要的工具之一，其基础是将控制样品与待测样品放在一个分析批中一起进行分析，然后将控制样品的结果（即控制值）绘制在质控图上，实验室可以从质控图中控制值的分布及变化趋势评估分析过程是否受控、分析结果是否可以接受。

典型的质控图包含中心线和位于中心线两侧的控制限。其中，中心线反映控制值预期变化的中心水平。如果过程受控，则控制值会随机落在两条控制限所确定的区域内。

两个控制限用于判断过程是否处于受控状态。控制限定义了一个区间，区间的宽度在某种程度上由过程的固有变异决定。如果质控图描点的控制值位于该区域内，表示过程处于统计受控状态，那么这个过程可以使用当前设置继续运行。但是如果控制图中描点的控制值位于该区域外，则表明过程可能“失控”。当质控图显示一个“失控”信号，表明可能有特殊原因导致了过程变异，需要对过程采取必要的措施予以纠正。

有时，质控图上还有称为警戒限的第二组控制限。如果图中描点超出警戒限但未超出控制限，表明存在影响过程的可疑原因，此时不需要对过程采取任何“措施”。可以采取缩短与下一子组的间隔或增加下一个样本量来协助确定过程是否发生了变化。

质控图判断异常情况的标准如下：

1）其中任意一点落在上下控制限之外，表示分析失控，测量结果不可信。

2）连续 3 个点中有 2 个点落在上下警戒线与上下控制限之间。

3）连续 5 个点中有 4 个点落在平均值加减 1 倍标准差与上下警戒限之间。

4）连续 9 个点在中心线的同侧。

5）连续 6 个或更多点呈现上升或下降趋势。

6）连续 14 个相邻点交替上下。

7）连续 15 个点落在平均值加减 1 倍标准差范围内。

8）连续 8 个点落在平均值两侧且没有 1 个点在平均值加减 1 倍标准偏差范围内。

二、常见质控图介绍

实验室质控图，尤其是化学分析实验室质控图，最常见的类型是 X- 图（单值图或均值）和 R- 图（极差图）。

1. X- 图

以单个分析结果或多个分析结果的均值绘制的 X- 图可用于监控控制值的系统效应和随机效应。如果使用与待测样品类似的标准物质作为控制样品，则可以监控偏倚。

均值 X- 图应用最广泛，是检验测量过程是否存在粗差，检验平均值漂移以及数据缓慢波动的有效方法。主要用于观察分布的平均值的变化。但与单值图相比，均值图难以区别批内和批间精密度。

空白值 X- 图是 X- 图的一个特殊应用，它是基于对不含分析物或分析物含量非常低的样品（空白样品）的分析。空白值 X- 图可以提供关于试剂污染和测量系统状态的特殊信息。空白值的期望值是 0，因此，理想情况下空白值 X- 图的中位线应是零值线。

回收率 X- 图是 X- 图的另外一个特殊应用。可以通过对样品加标并测定加标回收率的方法来检验基体对分析程序的干扰。回收率的期望值是 100%，因此，理想情况下回收率 X- 图的中位线应是 100%。

图 3-65 所示为 X 射线荧光光谱法测定低合金钢中 Ni 的 X- 图。

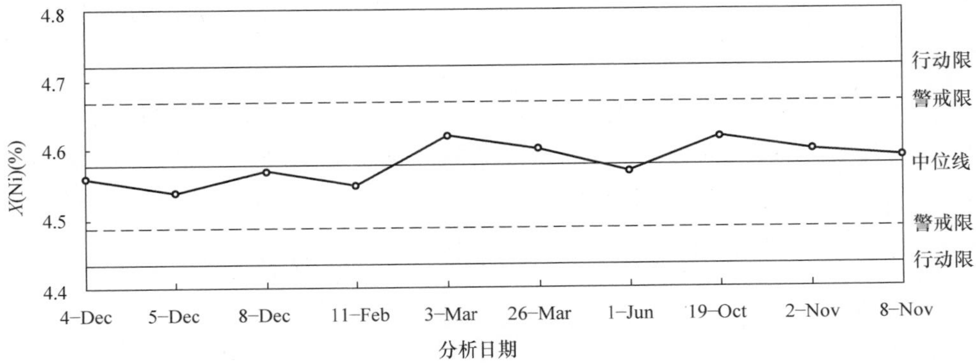

图 3-65　X 射线荧光光谱法测定低合金钢中 Ni 的 X- 图

2. R- 图（*r*%- 图）

极差（R）是指两个或两个以上独立样品的单个测量结果中最大值和最小值之差。X- 图表明控制值落在控制限内的情况，而 R- 图的首要目的是监控重复性。在一个分析批中对待测样品进行双样重复分析，计算两个平行结果之间的差值，然后将差值绘制在控制图上，则可得到最简单的R-图。极差通常与样品浓度成比例（在检出限水平以上）。因此，在质控图中的控制值更宜采用相对极差值（即$r\%$），得到的控制图即为$r\%$-图。

图3-66所示为靛酚蓝法测定水中N-NH_4的R-图。

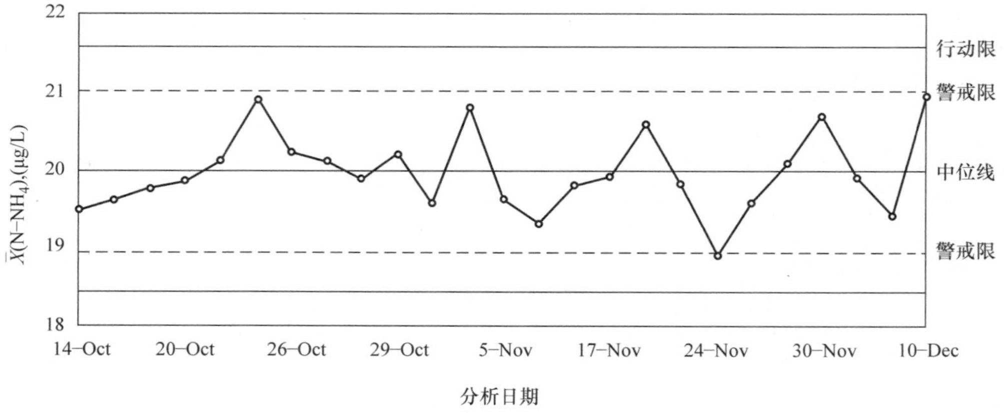

图3-66　靛酚蓝法测定水中N-NH_4的R-图

3. P-图

P-图用于监视属性，并用于分类或定性、变量，它们通常用于比例分析、过程中不合格或有缺陷的物品的数量。与X-图和R-图一样，也需要判断过程是否处于统计控制状态。如果所有样本点都落在实验控制限内而没有任何可查明原因出现的任何迹象，则过程处于受控状态。

P-图的中心线$\bar{p}$可以通过不合格项目数或计算缺陷总数找到，然后将其除以抽样项目的总数。以20天为周期每天进行新冠病毒检测绘制质控图为例，每天检测不同数量的样品（子组），检出不同数量的阳性，计算每天的阳性率，作为控制值，中心线$\bar{p}$ = 阳性样品总数/总的样品数。由于子组大小各不相同，对每个子组分别计算U_{CL}和L_{CL}：$\bar{p} \pm 3\times\sqrt{\frac{\bar{p}(1-\bar{p})}{n}}$，然后绘制质控图，观察每天的阳性率是否处于受控状态。

图3-67所示为监测无线电晶体管不合格品率质量控制P-图示例。

在生物学检测领域，特别是医学检测领域，经常使用质控品进行质控图的制作，可使用“即刻法”进行质控。“即刻法”质控是对同一批外部质控品连续测定3次后，即可对第3次以后的测定值进行质控。具体计算方法如下，找出已有测定值

中的最小值 X_1 和最大值 X_n，并计算均值 $\bar{x}$ 和标准差 s。根据上述数值计算。

$$SI_{上限值} = (X_n - \bar{x})/s$$

$$SI_{下限值} = (\bar{x} - X_1)/s$$

然后将 $SI_{上限值}$ 和 $SI_{下限值}$ 与 SI 值表中的数字比较，见表 3-53。

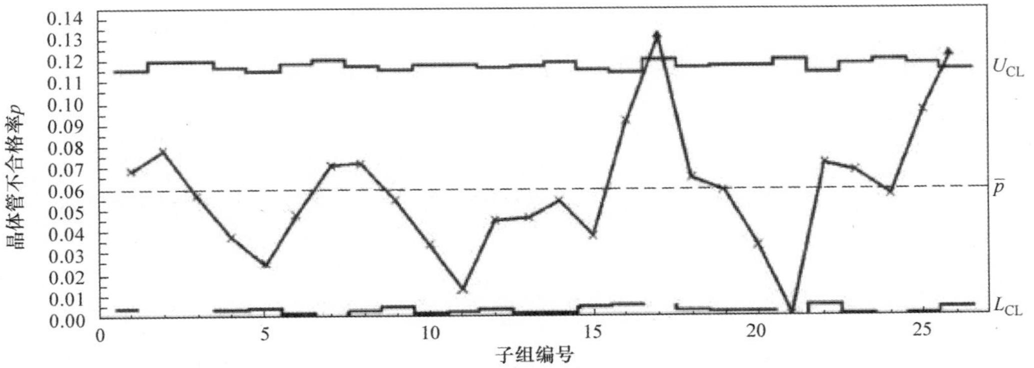

图 3-67 监测无线电晶体管不合格品率质量控制 P- 图示例

表 3-53 SI 值表

n	n_{3s}	n_{2s}	n	n_{3s}	n_{2s}
3	1.16	1.15	12	2.55	2.29
4	1.49	1.46	13	2.61	2.33
5	1.75	1.67	14	2.66	2.37
6	1.94	1.82	15	2.71	2.41
7	2.10	1.94	16	2.75	2.44
8	2.22	2.03	17	2.79	2.47
9	2.32	2.11	18	2.82	2.50
10	2.41	2.18	19	2.85	2.53
11	2.48	2.23	20	2.88	2.56

质控规则如下：

1）当 $SI_{上限值}$ 和 $SI_{下限值} < n_{2s}$ 时，表示处于在控状态，可以继续测定。

2）当 $SI_{上限值}$ 和 $SI_{下限值}$ 落在 $n_{2s} \sim n_{3s}$ 之间时，表示处于“告警”状态，应进行初步检查，并采取相应的校正措施。

3）当 SI $_{上限值}$和 SI $_{下限值}$ > n_{3s} 时，表示处于“失控”状态，本次结果不能被接受，应立即检查原因，予以纠正，并重新测定该批全部样品。

“即刻法”只能在前 20 次检测时使用，超过 20 次即可绘制质控图。

4. Levey-Jennings 质控图

将连续测定 20 次的质控品数据计算，得到其均值 $\bar{X}$ 、标准差 S 和变异系数 c_v。质控的控制限由实验室根据外部质控品检测结果的均值和标准差来确定，常用的规则为 12s 和 13s 质控规则。12s 为质控品均值 $\bar{X}$ 加减 2s，13s 为质控品均值 $\bar{X}$ 加减 3s。

1）当外部质控品的值在 $\bar{X}$ ±2s 范围内，表示处于在控状态，可以继续测定。

2）当外部质控品的值在 $\bar{X}$ ±2s 和 $\bar{X}$ ±3s 之间时，表示处于“告警”状态，应进行初步检查，并采取相应的校正措施。

3）当外部质控品的值超过 $\bar{X}$ ±3s 范围时，表示处于“失控”状态，本次结果不能被接受，应立即检查原因，予以纠正，并重新测定该批全部样品。

“失控”可能是由于系统误差或随机误差造成，也可能是由于质控品稳定性下降所致，因此当失控出现时，应从人员、机器、测定时的环境及试剂等各方面寻找原因，并重复本次实验。

除以上措施外，同时建议实验室定期对 PCR 仪进行校准和期间核查，有条件的实验室在进行关键实验之前建议对 PCR 仪的全参数（包括温度、光源、样本等）进行校准，实验室在获得 PCR 仪校准证书后，应进行校准结果的确认。即认真阅读和分析各项数据，结合 PCR 仪日常使用情况，核查和判断 PCR 是否满足使用要求。合理制定 PCR 仪的校准周期。如果认为有必要，还应进行期间核查，以准确掌握 PCR 仪是否具有良好的性能来支撑所有科学实验。

第四章 Chapter

PCR 仪的校准溯源 4

第一节　PCR 仪计量特性

一、概述

实时荧光定量 PCR 仪（real-time fluorescent quantitative PCR analyzer，RTFQ-PCR）是通过实时监测整个 PCR 进程中的荧光信号强度，同时利用标准曲线对扩增基因进行定量分析的仪器。标记有荧光染料的探针与模板 DNA 混合后，完成高温变性，低温复性和适温延伸的热循环后，与模板 DNA 互补配对的 Taqman 探针被切断，荧光染料游离于反应体系中，在特定激发下发出荧光，随着循环次数的增加，被扩增的目的基因片段呈指数级增长，通过实时监测与之对应的随扩增而变化荧光信号强度，求得 C_t 值，同时利用已知模板浓度的标准品做标准曲线，即可对待测目的基因进行定量分析。图 4-1 所示为仪器扩增曲线及主要参数。

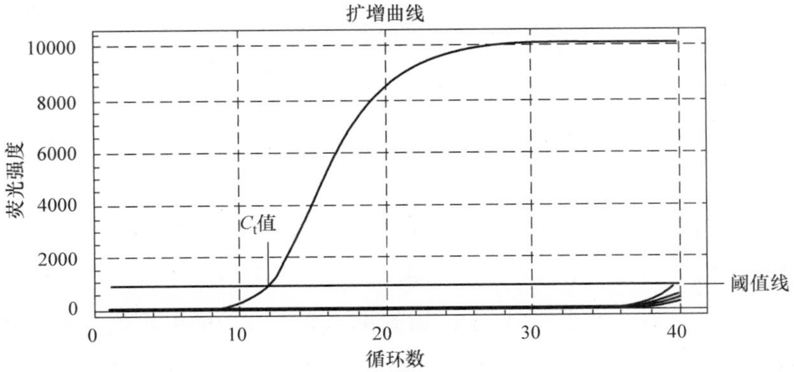

图 4-1　仪器扩增曲线及主要参数

PCR 仪分普通 PCR 仪和实时荧光定量 PCR 仪。目前实时荧光定量 PCR 仪在临床医学实验室应用广泛。荧光定量 PCR 仪模块常见的有 48 孔和 96 孔，其中 96 孔板应用最为广泛。其主要由样品载台、温度控制系统、荧光检测系统、微电路控制系统、计算机及应用软件组成。其核心部分包括温度控制系统和荧光检测系统，再加上计算机控制系统。实时定量 PCR 技术是利用荧光信号的变化实时监测 PCR 扩增反应中每一个循环扩增产物量的变化，通过比较 C_t 值和标准曲线的关系对起始模板进行定量分析。在 PCR 仪校准方面，相较于普通 PCR 仪只检测温度参数来说，实时荧光 PCR 仪增加了光学部分的校准，对实时荧光定量 PCR 的校准和结果评价十分重要。

目前，国内执行的有关 PCR 仪的标准和规范有 YY/T 1173—2010《聚合酶链反应分析仪》、JJF 1527—2015《聚合酶链反应分析仪校准规范》、JJF（苏）222—2019《实时荧光定量 PCR 仪校准规范》，对 PCR 仪的计量特性的描述不尽相同，本书第三章第一节根据 PCR 仪的工作原理，针对不同的被测对象，设置不同的扩增程序，对影响量进行了大量的样本实验，通过对实验结果进行比对，总结出温度参数和持续时间对扩增结果的影响，本章在这一基础上，对目前国内执行的相关标准、规范进行梳理，给出 PCR 仪校准方法及校准结果确认方法。

二、PCR 术语和定义

（1）聚合酶链反应（polymerase chain reaction，PCR） 聚合酶链反应或多聚酶链反应是一种对特定的 DNA 或 RNA 片段在体外进行快速扩增的方法。由变性—退火—延伸三个基本反应步骤构成。

（2）聚合酶链反应分析仪（polymerase chain reaction analyzer，PCR analyzer）基于 PCR 技术原理，模拟 DNA 或者 RNA 的复制过程，在模板、引物、聚合酶等存在的条件下，特异扩增已知序列，对其进行检测分析的仪器设备。

（3）实时荧光定量 PCR（real-time fluorescent quantitative PCR，RTFQ-PCR）在 PCR 过程中利用荧光染料释放的荧光强度的变化对扩增产物量进行定量分析的仪器设备。

（4）荧光染料（fluorochrome） 由紫外光激发，释放出可见光的试剂。

（5）熔解曲线（melt curve） PCR 扩增反应完成后，通过逐渐升高温度同时监测每一步的荧光信号来产生熔解曲线，熔解曲线可反映 PCR 扩增过程中随着温度升高 DNA 双螺旋结构的降解程度，随着反应中双链 DNA 变性，荧光染料又回复到游离状态导致荧光信号降低，用荧光信号改变的负的一阶导数与温度作图，在扩增产物的熔解温度（T_m 值）上有一特征峰，利用不同熔解温度对应的特征峰可将特异产物与其他产物分开。

（6）峰值高度（peak heights） 熔解曲线上扩增产物的熔解温度对应特征峰的高度。

三、PCR 仪的计量特性

计量特性就是指能影响测量结果的可区分的特性，PCR 仪的计量特性包括与温度、时间和荧光信号强度等参数有关的特性。

（1）温度示值误差（temperature indication error） 在温度技术指标校准程序中，温控装置（如加热模块）的设定温度值与测量点实际测量的温度平均值之差。

（2）温度均匀度（temperature uniformity） 同一循环中，温控装置（如加热模块）内不同孔之间的实测最高温度与最低温度之差。

（3）平均升温速率（mean heating rate） 在温度技术指标校准程序中，实时荧光定量 PCR 仪模块升温过程中，平均单位时间上升的温度值。

（4）平均降温速率（mean cooling rate） 在温度技术指标校准程序中，实时荧光定量 PCR 仪模块降温过程中，平均单位时间下降的温度值。

（5）阈值循环数 C_t 实时监测扩增过程中，反应管内的荧光信号到达阈值时所经历的循环数。荧光阈值，PCR 反应的前 15 个循环的荧光信号的标准差的 10 倍为阈值，当荧光值超过阈值时的循环数则为阈值循环数，简称 C_t 值。

（6）C_t 值精密度（precision of threshold cycle） 对多个检测孔在同一荧光条件下重复 C_t 值测量，其测量值的一致性。

（7）熔解温度（melt temperature，T_m） 总的 DNA 双螺旋结果降解一半时的温度称为熔解温度，简称 T_m 值，不同序列的 DNA，T_m 值不同。

（8）熔解温度漂移（melt temperature bias） 同一熔解温度在不同通道发生漂移形成多峰的现象，使用 ΔT_m 表示。

（9）熔解温度比（ratio of melt temperature） 熔解温度比简称 R_{T_m}，是将熔解温度漂移因素具体化（数字化）的物理量。

（10）通道峰值高度一致性（channel peak height consistency，CPHC） 不同检测孔在同一熔解温度对应峰值高度的一致性。

（11）线性灵敏系数（linear sensitivity factor，LSF） 将线性变化灵敏程度具体

化（数字化）的物理量。

（12）样本的示值误差（sample indication error） PCR 仪的测量结果的平均值与标准物质的标称值之差。

（13）样本线性（sample linear） 以系列稀释的标准物质（至少 5 个）扩增 C_t 值与浓度对数值进行线性回归，计算其线性回归系数 r。

四、计量特性指标

仪器的主要计量特性指标见表 4-1。

表 4-1 仪器的主要计量特性指标

计量特性		计量特性指标
温度示值误差	30℃	±0.5℃
	50℃	±0.5℃
	60℃	±0.5℃
	70℃	±0.5℃
	90℃	±0.5℃
	95℃	±0.5℃
温度均匀度	30℃	≤ 1.0℃
	50℃	≤ 1.0℃
	60℃	≤ 1.0℃
	70℃	≤ 1.0℃
	90℃	≤ 1.0℃
	95℃	≤ 1.0℃
平均升温速率	30℃ ~ 90℃	≥ 1.5℃ /s
平均降温速率	90℃ ~ 30℃	≥ 1.5℃ /s
C_t 的均匀度		≤ 2
C_t 的精密度		≤ 10%
熔解温度漂移		±1.0℃
熔解温度比		±0.2
通道峰值高度一致性		±0.2
线性灵敏度		±0.2
样本示值误差		≤ 10000 copies/μL
样本线性相关系数		≥ 0.980

注：以上技术指标不是用于合格性判别，仅供参考。

第二节 PCR 仪的校准

一、校准方法

1. 校准条件

（1）环境条件

1）环境温度：（10～30）℃。

2）相对湿度：30%～75%。

3）其他：仪器应远离振动、电磁干扰。

（2）校准设备和试剂

1）PCR 扩增光学模拟器。PCR 扩增光学模拟器属于 PCR 光学校准装置，在实现光学系统校准的同时可以对温度系统进行校准，由若干个高精度温度传感器、若干个发射光发生器、控制电路及数据采集分析模块组成，控制电路可根据温度传感器监测的温度循环变化驱动发射光发生器发射光强度不断变化，以此来模拟仪器扩增过程。温度传感器测量范围为（0～100）℃范围内，最大允许误差为 ±0.1℃，发射光发生器的波长范围为（400～720）nm，相对光辐射强度为 10%～100%，发射光发生器经过镶嵌可避免温度产生的光谱漂移，同时具有较好的线性。

2）标准物质。校准时应采用国内外有证标准物质，包括：质粒 DNA 标准物质、核糖核酸标准物质，其特性量值（拷贝数≥ 10^9 copies/μL，相对扩展不确定度≤ 5%）。

2. 校准项目和校准方法

在以下计量特性校准过程中，可根据实际情况合理设计校准顺序，以实现充分利用分析结果的目的。

（1）校准项目　可根据客户要求与实际情况选择光学系统物理校准方法或光学系统生物化学校准方法的其中一种对实时荧光定量 PCR 仪进行校准。

选择光学系统物理方法对实时荧光定量 PCR 仪进行校准时，校准项目为温度项目和光学系统物理项目。

选择光学系统生物化学方法对实时荧光定量 PCR 仪进行校准时，校准项目为温度项目和光学系统生物化学项目。

（2）校准方法

1）校准前的准备工作。将仪器及 PCR 扩增光学模拟器各部件连接完好，光学模拟器为集成传感器，下方为温度传感器，上方为荧光发射光源。在光学模拟器的温度传感器表面上涂抹适量导热油，以确保与加热模块测量孔接触良好。如图 4-2 所示，将 7 个光学模拟器分布于测量孔中。

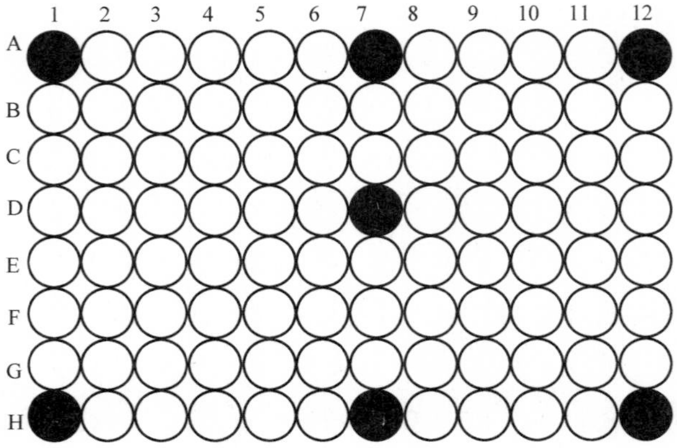

图 4-2　7 个光学模拟器位置分布示意图

2）设置并运行校准程序。按照仪器说明书或用户要求设置温度控制程序和扩增程序，并运行该程序，一个典型的温度控制、光学扩增和熔解曲线参考程序见表 4-2。同时启动 PCR 扩增光学模拟器进行温度、光学数据采集，并保存。

表 4-2　仪器温度控制、光学扩增和熔解曲线参考程序

步骤	设定温度点	设定温度持续时间	备注
1	30℃	60s	预热程序
2	95℃	60s	
3	30℃	60s	
4	30℃	60s	温度控制程序
5	95℃	180s	
6	30℃	120s	
7	90℃	180s	
8	50℃	180s	
9	70℃	180s	
10	60℃	180s	
11	30℃	180s	
12	85℃	10s	光学扩增程序，重复 32 个循环
13	60℃	30s	
14	95℃	15s	熔解曲线控制程序
15	60℃	60s	
16	95℃	30s	

3）温度示值误差。温度示值误差按照式（3-1）计算。

4）温度均匀度。温度均匀度按照式（3-2）计算。

5）平均升温速率。仪器从 30℃升温至 95℃时，平均升温速率按照式（3-3）计算。

6）平均降温速率。仪器从 95℃降温至 30℃时，平均降温速率按照式（3-4）计算。

7）C_t 值均匀度和 C_t 值精密度。C_t 值均匀度按照式（4-1）计算，按照式（4-2）计算 C_t 值的相对实验标准偏差，以其作为 C_t 值精密度的表征。

$$\Delta C_{tu} = C_{tmax} - C_{tmin} \tag{4-1}$$

$$RSD_{C_t} = \sqrt{\frac{\sum_{i=1}^{n}(C_{ti} - \bar{C}_t)^2}{n-1}} \times \frac{1}{\bar{C}_t} \times 100\% \tag{4-2}$$

式中 ΔC_{tu}——仪器的 C_t 的均匀度；

RSD_{C_t}——C_t 的精密度；

C_{tmax}——仪器测得 C_t 的最大值；

C_{tmin}——仪器测得 C_t 的最小值；

C_{ti}——仪器单孔测得的 C_t 值；

$\bar{C}_t$——仪器单孔测得的 C_t 值的平均值；

n——测量次数，此处 $n = 7$。

8）熔解温度漂移和熔解温度比。熔解温度漂移按照式（4-3）计算，熔解温度比按照式（4-4）计算。

$$\Delta T_m = T_{m_i} - T_{m_s} \tag{4-3}$$

$$RT_m = \frac{T_{mmax} - T_{mmin}}{t_{max} - t_{min}} \tag{4-4}$$

式中 ΔT_m——熔解温度漂移（℃）；

RT_m——熔解温度比（℃）；

T_{m_i}——校准时仪器不同通道 T_m 值（℃）；

T_{m_s}——PCR 扩增光学模拟器的 T_m 设定值（℃）；

T_{mmax}——校准时仪器单个通道所有孔 T_m 最大值（℃）；

T_{mmin}——校准时仪器单个通道所有孔 T_m 最小值（℃）；

t_{max}——PCR 扩增光学模拟器设定 T_m 时所有测温传感器测定值的最大值（℃）；

t_{min}——PCR扩增光学模拟器设定T_m时所有测温传感器测定值的最小值（℃）。

9）通道峰值高度一致性和线性灵敏系数。通道峰值高度一致性按照式（4-5）计算。当 DNA 循环扩增时从最大荧光强度（100%）减弱到 60% 时，熔解曲线开始，然后慢慢降低至 20% 荧光强度（熔解温度对应的荧光强度），该过程是一个线性的递减过程。仪器所接收到的荧光强度也是一个递减的线性过程。通过计算两者的比例（斜率），可以看出两者斜率（递减比例）是否一致或相近。线性灵敏系数按照式（4-6）计算。

$$CPHC = \frac{B-C}{I} \tag{4-5}$$

$$LSF = \frac{A-B}{B-C} \tag{4-6}$$

式中 $CPHC$——通道峰值高度一致性；

B——T_m-2℃时，单通道荧光强度原始数据；

C——T_m+2℃时，单通道荧光强度原始数据；

I——所有通道的平均荧光强度原始数据；

LSF——线性灵敏系数；

A——单通道最高荧光强度原始数据。

10）样本示值误差。按照式（4-7）计算样本示值误差

$$\Delta c = \bar{c} - c_s \tag{4-7}$$

式中 Δc——样本示值误差（copies/μL）；

$\bar{c}$——仪器测量平均值（copies/μL）；

c_s——标准物质标称值（copies/μL）。

11）样本线性相关性。以标准物质（至少 5 个浓度）扩增 C_t 值与浓度对数值进行线性回归，计算其线性回归系数 r。

3. 校准结果表达

经校准后的仪器应填发校准证书，校准证书应符合 JJF 1071—2010 中 5.12 的要求，并给出各校准项目名称和测量结果以及扩增不确定度。

4. 复校时间间隔

由于复校时间间隔的长短是由仪器的使用情况、使用者、仪器本身质量等诸多因素所决定的，因此，送校单位可根据实际使用情况自主决定复校时间间隔，建议不超过 1 年。

二、实时荧光 PCR 仪的校准结果确认

（一）温度部分校准

1. 校准前准备

校准前需将 PCR 仪开机预热 30min。将 PCR 仪及温度校准装置各部件连接完好，按测试点分布示意图将温度传感器置于 PCR 仪中，如图 4-3 所示。

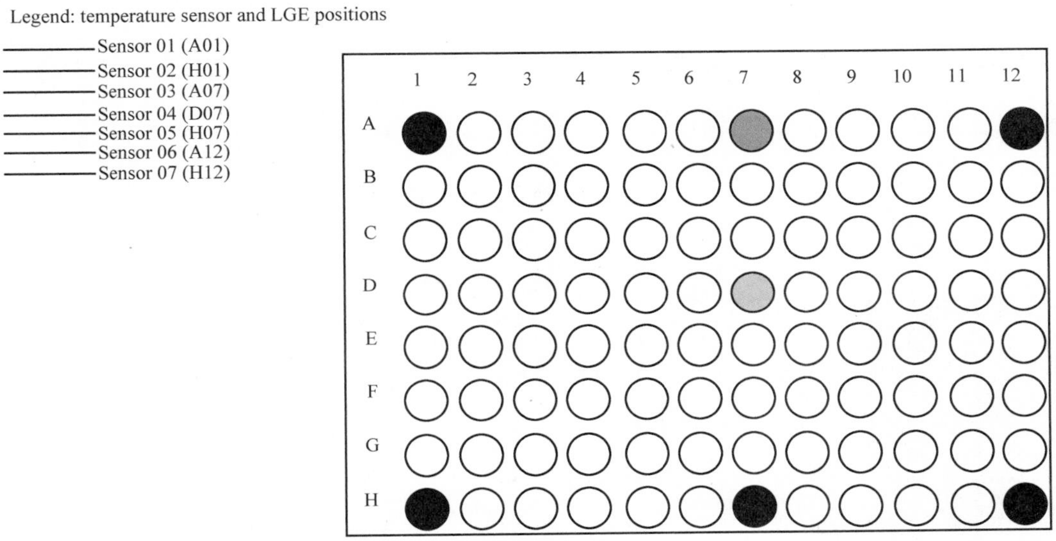

图 4-3　测试点分布

2. 程序设置

PCR 仪温度程序按照表 4-3 设置。

表 4-3　PCR 仪温度程序

步骤	温度	时间
1	30℃	60s
2	95℃	180s
3	30℃	120s
4	90℃	180s
5	50℃	180s
6	70℃	180s
7	60℃	180s
8	30℃	180s

3. 结果分析

软件生成每个时间段的温度，计算温度示值误差和均匀度，如图 4-4 和表 4-4 所示。

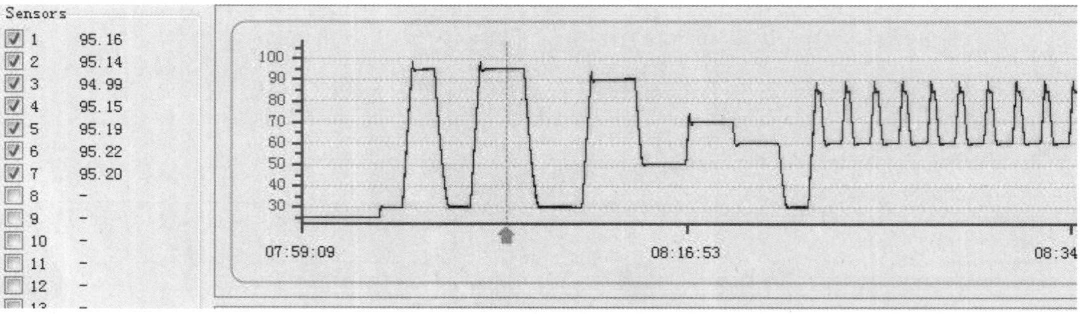

图 4-4 温度校准结果

表 4-4 温度校准结果

设定温度 / ℃		30.0	50.0	60.0	70.0	90.0	95.0
通道	A1	29.32	49.52	59.78	69.34	89.88	94.18
	A7	29.58	49.52	59.31	69.53	89.57	94.54
	A12	29.98	49.54	59.57	69.32	89.81	94.35
	D7	29.65	49.65	60.04	69.74	89.26	95.16
	H1	29.67	49.50	60.26	69.54	89.49	94.99
	H7	29.63	49.52	59.52	69.55	89.65	94.80
	H12	29.72	49.40	59.99	69.77	89.33	94.67
温度示值误差 / ℃		−0.35	−0.48	−0.22	−0.46	−0.43	−0.33
均匀度 / ℃		0.66	0.25	0.95	0.45	0.62	0.98
测量不确定度		U = 0.30℃				k = 2	

（二）光学系统校准

1. 物理法

1）程序设置。物理法校准程序是和温度程序一起设置，在温度程序后面加入扩增循环阶段和熔解曲线阶段的程序（见表 4-5）。下面以美国 BioRad CFX 96 deep well 型号的 PCR 仪为例介绍程序设置。

表 4-5 程序设置

步骤	温度	时间	说　明
1	85℃	10s	光学扩增程序，重复 32 个循环
2	60℃	30s	
3	60℃ ×10s 80℃ ×30s	熔解阶段每升高 0.1℃持续 5s，读板	熔解曲线阶段程序

2）扩增结果。所有程序结束后，PCR 的软件界面会生成扩增曲线和熔解曲线，如图 4-5、图 4-6 所示，导出 C_t 值、T_m 以及各循环阶段的荧光值等原始数据。将原始数据导入 driftcon 软件中进行分析，进而生成报告。图 4-7 所示为报告生成的各孔 C_t 值的结果，图 4-8 所示为熔解阶段的报告结果。

3）结果评价。在光学方面的校准，根据 C_t 值的均匀度和精密度来评价扩增阶段的状态。C_t 值直接关系到荧光定量 PCR 仪的定量准确度，并可用来判断 PCR 仪的孔间一致性，本文检测结果如图 4-7 所示。因为检测系统所提供的光强度是绝对一致的，因此可以通过 C_t 值的一致性来对定量 PCR 仪光学系统的设计一致性进行判断，从结果可以看出，本次检测的定量 PCR 仪在光学设计上具有很好的一致性。

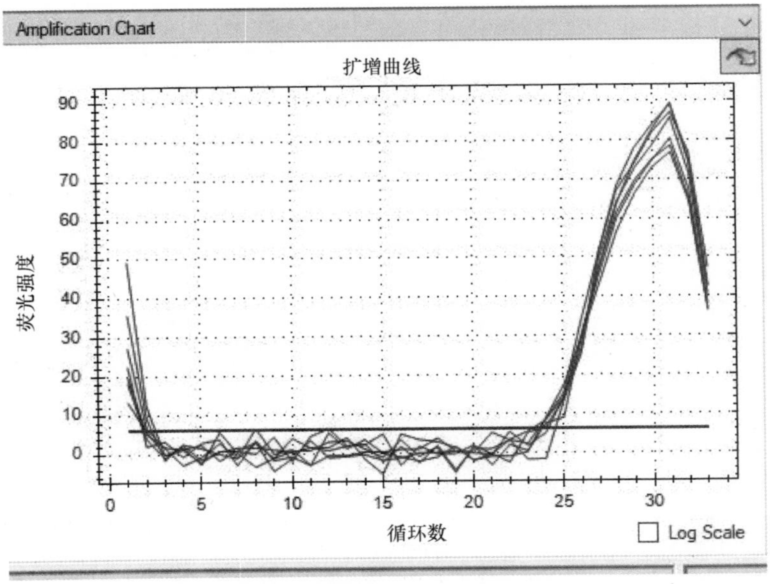

图 4-5 扩增曲线

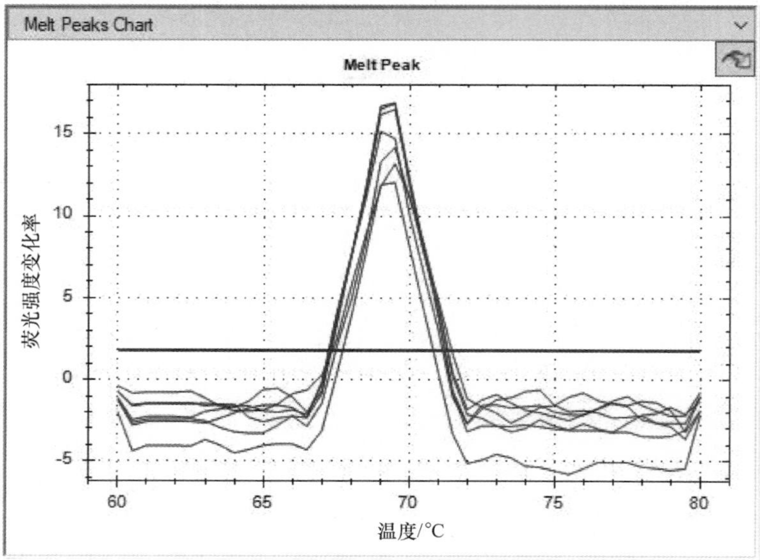

图 4-6　熔解曲线

Position	Value	Specifications	
A01 (A1)	23.64	22.00 ± 3.00	✓
H01 (H1)	23.68	22.00 ± 3.00	✓
A07 (A7)	23.70	22.00 ± 3.00	✓
D07 (D7)	23.64	22.00 ± 3.00	✓
H07 (H7)	23.71	22.00 ± 3.00	✓
A12 (A12)	23.69	22.00 ± 3.00	✓
H12 (H12)	23.63	22.00 ± 3.00	✓
Average	23.67		
Uniformity	0.08		
Standard deviation	0.03		

图 4-7　各测试点 C_t 值结果数据

Tm_{set} CU = 70 °C Position	Tm [°C]	Tm bias [°C]	raw data Max A	raw data Tm - 2 °C B	raw data Tm + 2 °C C	Delta A-B	Delta B-C	CPHC	LSF
A01 (A1)	70.12	0.12	74.69	48.47	20.81	26.22	27.66	1.00	0.95
H01 (H1)	70.04	0.04	74.38	48.11	22.02	26.27	26.09	0.95	1.01
A07 (A7)	70.09	0.09	74.96	46.95	19.38	28.01	27.57	1.00	1.02
D07 (D7)	70.09	0.09	68.33	43.70	18.07	24.63	25.63	0.93	0.96
H07 (H7)	70.09	0.09	66.87	42.54	18.63	24.33	23.91	0.87	1.02
A12 (A12)	70.17	0.17	86.01	54.54	23.51	31.47	31.03	1.13	1.01
H12 (H12)	70.14	0.14	83.89	54.82	23.87	29.07	30.95	1.12	0.94
Average	70.11	0.11	75.59	48.45	20.90	27.14	27.55		0.99

图 4-8　熔解阶段的报告结果

熔解曲线的综合检测结果如图 4-8 所示。熔解曲线可反应 PCR 扩增过程中随着温度升高 DNA 双螺旋结构的降解程度，随着反应中双链 DNA 变性，荧光染料又回复到游离状态导致荧光信号降低，用荧光信号改变的负的一阶导数与温度作图，在扩增产物的熔解温度（T_m 值）上有一特征峰，利用不同熔解温度对应的特征峰的不同可将特异产物与其他产物分开。熔解曲线精确度及一致性可判断荧光检测系统是否存在光路通道差异、荧光接收差异和荧光检测灵敏度差异等。利用熔解温度比例可判断漂移产生的原因是源于光学系统还是温度系统。在整个熔解曲线检测过程中，检测系统通过对荧光强度的线性递减过程进行控制，可以对荧光单孔的线性和线性灵敏度进行检测。同时，温度检测部分可以对熔解温度进行检测，以进行二者的相关性分析。

对熔解温度（T_m）进行分析，计算各通道的 T_m 的比值 $R_{T_m}=(T_{mmax}-T_{mmin})/(t_{max}-t_{min})$，得到结果为 1.085，介于 0.80 ~ 1.20 之间，说明熔解曲线的熔解点的差异是由于温度模块温度均匀性导致的，与光学系统无关。从检测结果中可以看出，各孔间熔解点温度较为一致，所有通道的信号基本重叠。

熔解曲线的高低来评价荧光部分是否有缺陷。如果同一熔解温度出现不同的峰值高度，形成峰值漂移，说明荧光定量 PCR 仪的荧光检测系统有缺陷，可能是光路通道差异、荧光接收差异或荧光检测灵敏度差异。在理想条件下，孔与孔之间无温差，各孔之间荧光读数一致，只能看到一个峰值高度或所有峰值高度都相叠。如果单孔的荧光原始数据与平均荧光原始数据无差别，则 $CPHC=1$；如果 $CPHC<1$，说明该孔的荧光强度小于平均荧光强度，荧光灵敏度的降低会引起该孔 C_t 值升高；如果 $CPHC>1$，说明该孔的荧光强度大于平均荧光强度，荧光灵敏度的增加会引起该孔 C_t 值降低。熔解曲线 $CPHC$ 理论值接近 1.00，H7 处 $CPHC$ 为 0.87，说明该通道所接收到的荧光比其他通道要少，C_t 值会高于其他通道，这一结果也与 C_t 值检测结果相对应。

理想条件下，线性灵敏度 $LSF=1$，DNA 循环扩增时从最大荧光强度 100% 减弱到 60% 时，熔解曲线开始，荧光强度减少了 40%，然后慢慢降低至 20% 荧光强度（熔解温度对应的荧光强度），该过程是一个线性的递减过程。仪器所接收到的荧光强度也是一个递减的线性过程。如果 $0.8<LSF<1.2$，具有较好的线性灵敏度；$LSF<0.8$，高荧光强度线性低，信号处于饱和状态；$LSF>1.2$，低荧光强度线性低，最低信号检测的灵敏度不足。荧光线性灵敏度（LSF）介于 0.80 ~ 1.20 之间，说明定量 PCR 仪各孔线性满足要求。

2. 光学系统校准（生物化学法）

对于大多数国产 PCR 仪来说，仪器的发光在底部，底部接收信号。而用物理法检测的仪器通常为顶部发光，顶部接收信号，这样国产底部发光的 PCR 无法接收到荧光信号。目前物理法就不适用某些国产型号 PCR 仪。

（1）试剂准备　国家标准物质中心购买 96 孔标准物质，根据布板信息，标物成分有待测样本（U1 和 U2）、标准物质分 7 个浓度（S1-S7），每个浓度复孔 6 个；无模板对照 6 孔（NTC），通过标准曲线和扩增未知样本 C_t 值，软件算出待测样本的浓度，进而得出样本的示值误差。如果 PCR 仪是 48 孔的，可以按照 48 孔的布局进行设置。

（2）程序设置　根据布板信息将反应板布好，荧光发光基团选 FAM，猝灭基团选 TAMRA 或者 none。不同型号的设备，根据实际情况进行设置。扩增程序设置见表 4-6。程序设置关键点是在 60℃，1min 采集荧光信号，否则实验失败。

表 4-6　扩增程序设置

温度	时间	说　明
50℃	2min	预热阶段
95℃	10min	
95℃	0.5min	扩增阶段 45 个循环
60℃	1min 荧光信号采集	

（三）结果分析

在 PCR 扩增反应结束后，软件自动生成了结果，包括每个孔的 C_t 值、样本浓度值和相关系数。图 4-9 所示为扩增曲线图，图 4-10 所示为标准曲线。此 PCR 仪检测未知样本数据与标准值结果见表 4-7，相关系数 r 为 −0.999。

（四）总结

通过对定量 PCR 仪的应用现状和校准现状进行分析，明确了对定量 PCR 仪温度模块和荧光系统进行综合检测的必要性和重要性。检测结果表示，定量 PCR 仪光学校准系统不但可以对定量 PCR 仪的温度准确度、孔间温差、实时升温速率、实时降温速率、温度过冲等进行检测，还可以对荧光系统 C_t 值、熔解曲线熔解点温度 T_m、熔解曲线峰高一致性 *CPHC*、荧光线性 *LSF* 等进行检测，并可对温度模块和荧光系统二者的相关性进行分析。本次检测结果显示，所检测的定量 PCR 仪荧光系统满足要求，试验结果存在的差异主要是由于温度模块孔间均匀性导致的，这有助于定量 PCR 仪使用者更好地评估所使用的仪器性能，帮助使用者更好地设计实验方案和程序，提高实验结果的可信度，同时对定量 PCR 仪技术的长远发展提供技术支持。对于底部发光的荧光定量 PCR 仪存在局限性，可以采用生物化学方法检测，但是生物化学法也存在标物保存的问题，对结果影响极大，所以选择哪种方法检测都需要考量每一步骤对结果影响的因素。

检测过程中需要注意的问题如下：

1）物理方法检测光学部分相对比较稳定，在扩增循环阶段，在 60℃读取荧光信号。不同型号的 PCR 设备，在程序设置方面会稍有差异，像 ABI 7500 和伯乐 CFX96 在熔解阶段的程序会有不同，导出原始数据也会有差别。某些国产底部发光的设备无法用物理方法检测的情况。

2）标准物质的保存：生物化学法检测光学系统时，标准物质的保存条件十分重要。标准物质需要保存在 −20℃条件下，并且禁止反复冻融，否则会出现扩增曲线异常，对检测结果有很大影响。

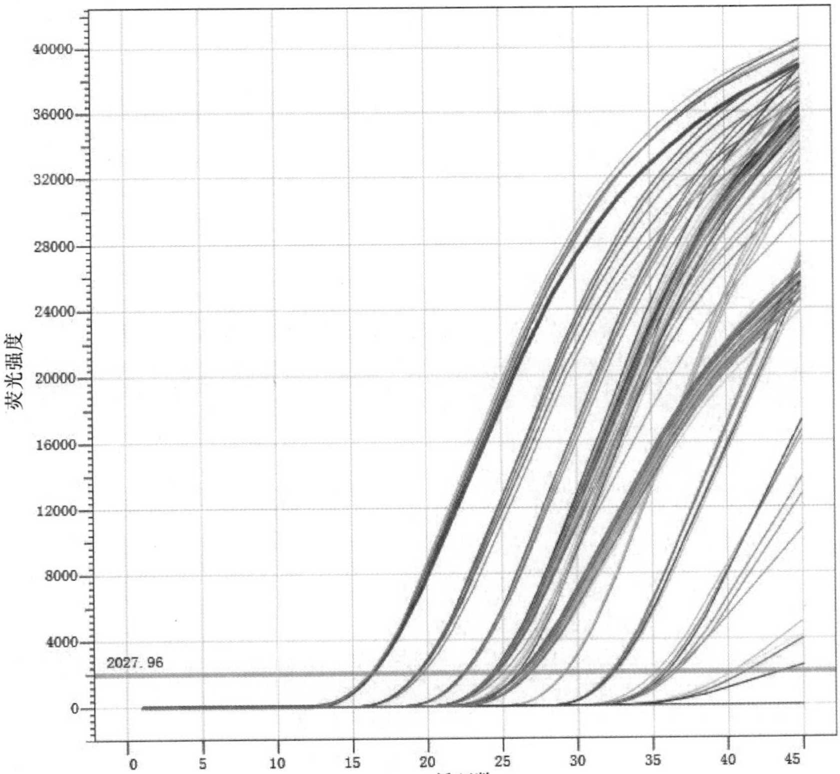

图 4-9 扩增曲线

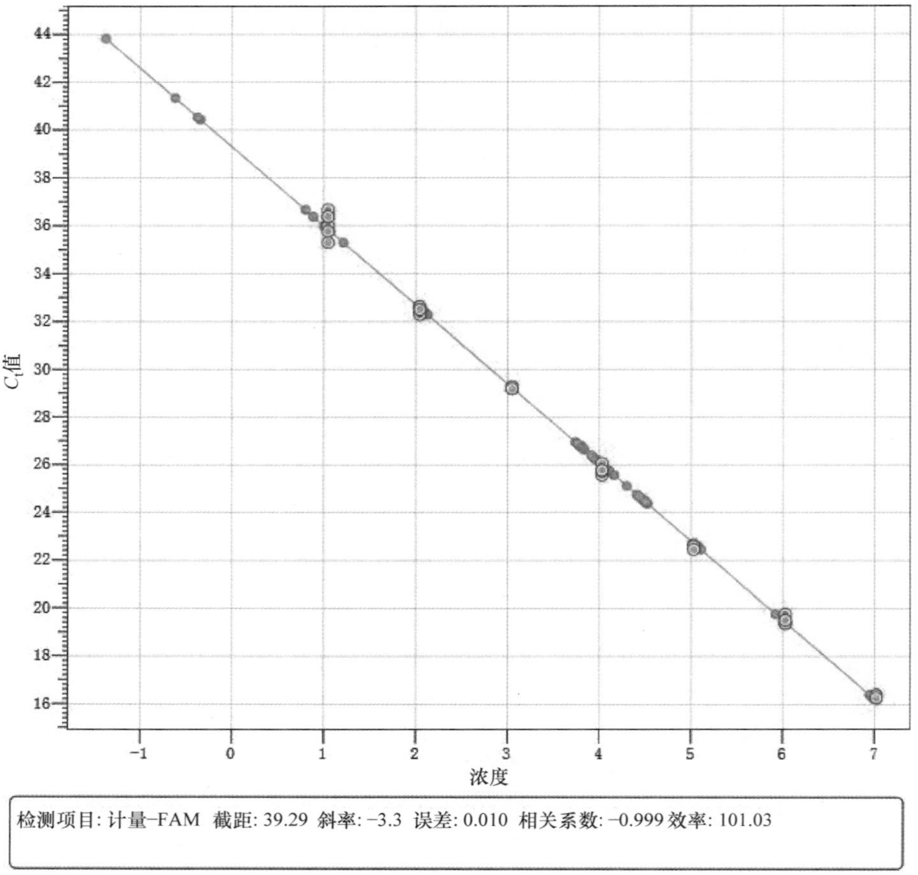

图 4-10 标准曲线

表 4-7 未知样本数据与标准值结果

项目	标准值 /(copies/μL)	测量值 /(copies/μL)	示值误差 /(copies/μL)
U1	25800	29600	3800
U2	12900	7470	-5430

3）不同型号的 PCR 仪模块高度不同，根据不同高度的模块，选择 0.1mL 或者 0.2mL 的标准物质。

4）标准物质是由国家标物中心统一生产，在检测时候，标准物质禁止开盖，防止出现泄漏污染等情况。

5）标准物质在使用前需要离心，避免管内出现气泡，离心时候一定做好配平，防止反应管破裂，发生泄漏污染。

参考文献

[1] PHENIX-LAN Q，MARTIN S，ERIC B. dPCR：A Technology Review[J]. Sensors，2018，18（4）：1271.

[2] 王廷华 . PCR 理论与技术未知样本数据与标准值结果 [M]. 2 版 . 北京：科学出版社，2009.

[3] 李金明 . 实时荧光 PCR 技术 [M]. 2 版 . 北京：科学出版社，2016.

[4] 刘聪，蒋克明，周武平，等 . 微滴技术的数字 PCR 研究现状及发展趋势 [J]. 化学研究与应用，2018，30（7）：1041-1047.

[5] 陈实，张卫平，陈文元，等 . PCR 温度控制技术的研究进展 [J]. 测控技术，2007，26（11）：20-23.

[6] BUSTIN S A，VLADIMIR B，GARSON J A，et al. The MIQE Guidelines：Minimum Information for Publication of Quantitative Real-time PCR Experiments[J]. Clin Chem，2009，55（4）：611-622.

[7] 申志勇 . PCR 引物特异性评估体系及多重 PCR 引物设计系统的构建与应用 [D]. 北京：中国人民解放军军事医学科学院，2009.

[8] 肖生祥 . PCR 原理及应用中存在的问题 [J]. 中国皮肤性病学杂志，1998（4）：3-5.

[9] 方虹 . 采用 AMV 和 M-MLV 逆转录酶的直接 DNA 序列测定方法 [J]. 生物工程进展，1987（5）：65-68.

[10] 张为民，张安世 . PCR 技术简介及其应用 [J]. 河南教育学院学报（自然科学版），2002（3）：65-67.

[11] SCHMITTGEN T D. Realtime Quantitative PCR [J]. Methods，2001，25：383-385.

[12] 刘彩云，刘洪祥，王凤龙 . 实时定量 PCR 技术及其应用 [J]. 安徽农业科学，2011，39（5）：2574-2576，2587.

[13] 彭年才 . 数字 PCR：原理、技术及应用 [M]. 北京：科学出版社，2017.

[14] 国家食品药品监督管理局 . 聚合酶链反应分析仪：YY/T 1173—2010[S]. 北京：中国标准出版社，2012.

[15] 程远霞，魏燕，刘宝林，等 . PCR（聚合酶链式反应）仪温度特性的实验研究与分析 [J]. 仪表技术与传感器，2009（1）：31-34.

[16] 程远霞，魏燕，鲁祥友，等 . PCR 温度特性实验研究与分析 [J]. 生命科学仪器，2008，6（6）：52-56.

[17] 郑卫东，袁仕伟 . 荧光定量 PCR 仪的边缘效应与实验误差分析 [J]. 质控与安全,2013,34(2):113-115.

[18] NOLAN T，BUSTIN S A. PCR Technology : Current Innovations[M]. 3rd ed. Boca Raton : CRC Press，2013.

[19] 祝天宇，许开设，张弓，等 . 荧光定量 PCR 仪光学校准方法与结果分析计量与测试技术 [J]. 计量与测试技术，2019，46（9）：39-42.

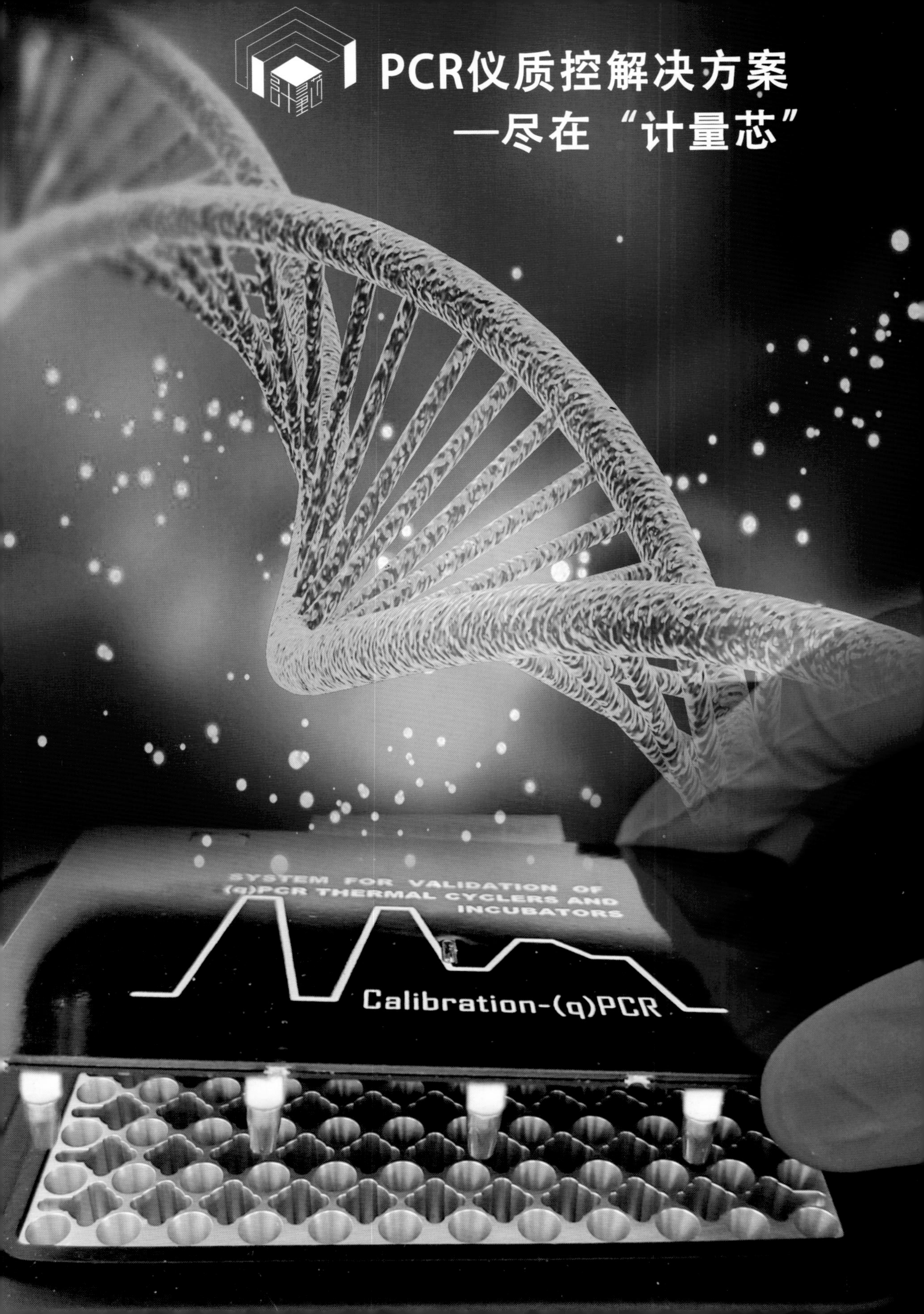
PCR仪质控解决方案
—尽在“计量芯”
SYSTEM FOR VALIDATION OF
(q)PCR THERMAL CYCLERS AND
INCUBATORS
Calibration-(q)PCR

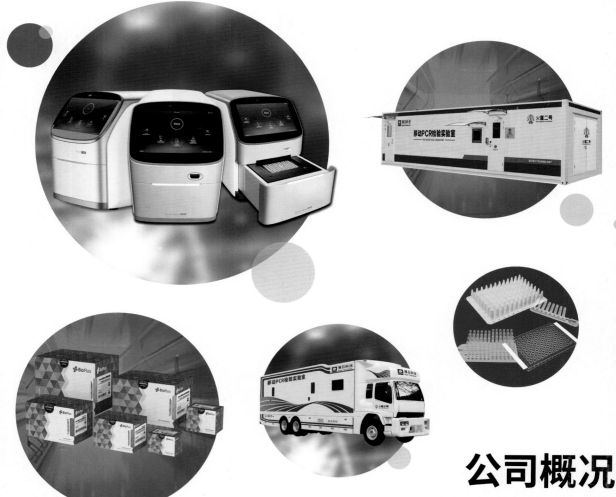